關鍵

The Key

健康沒有祕密，　　　只需好好吃一餐

飲食

To Diet

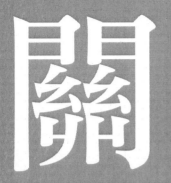

U0087285

陳明憲

——

著

身體不好都是因為**吃錯東西？**

改變飲食的小習慣，
不花錢也能吃出健康長壽

餐桌上的眉角知多少，長壽的祕密都在這裡！

代人的死因構成中，「不良的飲食習慣」竟占了生活因素的90％！

以為正確的飲食觀念，其實隱藏了致命性的錯誤？

守飲食金字塔，搭配完美三餐，讓你走上健康之巔！

 崧燁文化

目錄

目錄

第二部分　均衡飲食結構益處多多

第5章　飲食平衡才有健康

目錄

第 8 章　飲食的其他平衡點

第 9 章　飲食平衡，遠離癌症

第三部分　處理好我們的飲食問題

第 10 章　維持食物多樣化，以穀類為主

目錄

目錄

前言

在現在這個快速發展的社會中,人們的生活變得更好,但是隨著發展,也出現了越來越多的問題。因為物質條件的好轉,人們的身體也出現了相應的病狀。

隨著對疾病的認識增加以及文明病的產生,越來越多的人開始注意養生之道。常言道:「養生無大道,小道亦有效。」很多人認為只有到按摩養生館消費,才是真正的養生之道。這樣的想法不免有些狹隘。養生不只是在按摩養生館中學習的那一點知識,在我們的日常生活中,同樣也要注意養生。

「民以食為天」,人們每天都要吃飯,若是想要保證自己的身體基礎,「吃什麼?」、「怎麼吃?」就成為了養生的關鍵。很多人都明白「病從口入」的道理,但是有些人卻不清楚怎麼正確地吃。生老病死是自然規律,我們無法阻止自己的死亡,但我們可以盡量延長自己的壽命,其實延長壽命的方法很簡單,那就是要修身養性,合理飲食。

本書側重於從飲食方面講養生之道。食物有不同的屬性,在不同的季節也會有不同的作用。對於不同情況的人吃什麼樣的食物以及一些食物的藥性,這些在本書中都有詳細的介紹。

前言

　　生病不一定要吃藥，好的飲食習慣也能夠治療長期折磨我們的病痛。好的食物不僅能夠從身體上治療疾病，也會使身心愉快。保持舒爽的心情來體驗美妙的食物，這才是養生的根本。心情平靜了，各種食物的作用發揮了，生理也就穩定了。

　　身心的修養並不是一朝一夕就能完成的，這需要我們的長期堅持，在日常的生活中注意飲食習慣及衛生，才是正確的做法。

　　閱讀此書，能夠正視食物與生命之間微妙的關係，為了我們的健康，趕快行動吧！

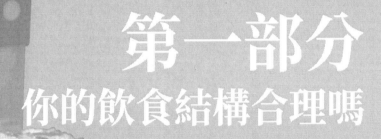

第一部分
你的飲食結構合理嗎

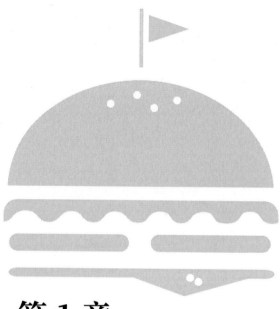

第 1 章
現代人的飲食結構和營養均衡

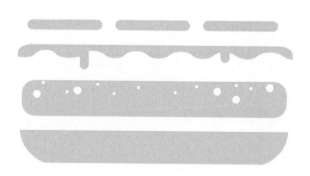

現代人的飲食結構失常

人們的飲食結構必須與其食用作物的生產及人們的經濟收入、身體狀態和飲食習慣相協調。

隨著經濟蓬勃發展，物質生活的提升，人們漸漸注重飲食營養的問題，但是人們對「營養」的概念多數只停留在「吃好」、「美食」上，認為雞、鴨、魚、肉及山珍海味，才是「營養」，忽視粗糧、蔬菜的搭配。這導致很多人飲食中熱量和脂肪過高，某些維他命、礦物質缺乏，造成飲食結構失常，營養攝取不平均，從而產生營養過剩和營養不足並存的飲食問題。

據一項權威的相關調查顯示，現代人的死因構成中，來自生活方式的原因將近 50％，其中「不良的飲食習慣」占近 90％。現代人多吃少動，想吃什麼就吃什麼，「吃美食求口福」的飲食觀念給「富貴病」的發生及流行提供了物質基礎。飲食結構失常主要表現在以下幾方面：

第一，糧食攝取量明顯減少，動物性食品和烹調用油增加。

第二，越來越多的人熱量攝取過高，尤其是脂肪攝取量嚴重超標，相比之下，蔬菜、水果吃得太少。

第三，飲食過於講究精細。

第四，食物品種單調，乳類、豆類食品攝取不足。

第五，日常三餐進食不均衡，熱量安排不合理。具體表現為，早餐不足，達不到對熱量的要求，而晚餐又過量。

第一部分 你的飲食結構合理嗎

　　面對飲食結構存在的以上問題，在保證飲食的熱量來源以穀類食物為主的前提下，應該適當增加動物性食品在飲食中的比例，要兼顧動物性蛋白質與植物性蛋白質的攝取，尤其是提高大豆蛋白質的比例。二十年前，人們三大營養素的平均熱量比為 12：25：63，熱量達到 2,599.8 大卡。營養專家認為現今年人們飲食構成應爭取達到下列營養目標：每日飲食中穀類食物所提供的熱量占總熱量的 55% 到 60%。蛋白質攝取量為 70 ～ 75 克，其中動物蛋白質和大豆蛋白質應占 35% 以上。為達到這個營養目標，每人年平均消費肉禽類 25 公斤、蛋類 12 公斤、牛奶 15 公斤、魚類 9 公斤、豆類 18 公斤。同時適當增加蔬菜、水果的消費量，純熱量食物的植物油和食糖的供應量分別為 6 公斤，並把加工糧的消費程度穩定維持在 150 公斤左右。這樣的飲食構成，既保留了東方飲食的基本特點，又極大地提高了飲食的營養品質。

測試你的飲食結構是否合理

請根據你的生活實際情況，選擇最符合你的答案：	答案
（1）　吃水果、蔬菜：	
A. 每天如此　B. 經常如此	
C. 偶爾如此　D. 幾乎不吃	

(2)　一天喝兩杯或更多的咖啡、飲料：	
A. 每天如此　B. 經常如此	
C. 偶爾如此　D. 幾乎不吃	
(3)　吃油炸食品或紅燒肉：	
A. 每天如此　B. 經常如此	
C. 偶爾如此　D. 幾乎不吃	
(4)　吃魚、蝦、海帶等海產品：	
A. 每天如此　B. 經常如此	
C. 偶爾如此　D. 幾乎不吃	
(5)　吃糖果、糕點：	
A. 每天如此　B. 經常如此	
C. 偶爾如此　D. 幾乎不吃	
(6)　服用維他命、礦物質等健康食品：	
A. 每天如此　B. 經常如此	
C. 偶爾如此　D. 幾乎不吃	
(7)　吃到十分飽：	
A. 每天如此　B. 經常如此	
C. 偶爾如此　D. 幾乎不吃	
(8)　兩餐之間吃東西：	
A. 每天如此　B. 經常如此	
C. 偶爾如此　D. 幾乎不吃	

(9)	看電視或看書時也吃東西：	
	A. 每天如此　B. 經常如此	
	C. 偶爾如此　D. 幾乎不吃	
(10)	不吃早餐：	
	A. 每天如此　B. 經常如此	
	C. 偶爾如此　D. 幾乎不吃	
(11)	吃粗糧或雜糧：	
	A. 每天如此　B. 經常如此	
	C. 偶爾如此　D. 幾乎不吃	
(12)	飲食中盡量包括不同顏色、不同口味的食品：	
	A. 每天如此　B. 經常如此	
	C. 偶爾如此　D. 幾乎不吃	
(13)	喝牛奶或吃豆製品：	
	A. 每天如此　B. 經常如此	
	C. 偶爾如此　D. 幾乎不吃	
(14)	節食減肥：	
	A. 每天如此　B. 經常如此	
	C. 偶爾如此　D. 幾乎不吃	
(15)	每一餐都要吃米飯或麵食：	
	A. 每天如此　B. 經常如此	
	C. 偶爾如此　D. 幾乎不吃	

評分：

題號	A	B	C	D
(1)	4	3	2	1
(2)	1	2	3	4
(3)	1	2	3	4
(4)	4	3	2	1
(5)	1	2	3	4
(6)	4	3	2	1
(7)	1	2	3	4
(8)	1	2	3	4
(9)	1	2	3	4
(10)	1	2	3	4
(11)	4	3	2	1
(12)	4	3	2	1
(13)	4	3	2	1
(14)	4	3	2	1
(15)	4	3	2	1

　　得分方法：將總分相加。50 分及以上，飲食結構良好；45 ～ 50 分，飲食結構一般；45 分以下，飲食結構較差。（本測試是根據加拿大皇家醫學院院士 Dr. WahJunTze 所研發之測試改編）

如何使飲食合理

　　人體所需的營養素主要是透過一日三餐的飲食攝取的。飲食的質和量都必須滿足人體的營養需求。也就是說，飲食中所含的營養素必須做到種類齊全、數量充足、比例適當，既不過多又不缺乏，要達到平衡，能滿足人體生理狀況、活動狀況及生活環境所需的各種營養素的飲食，就是均衡飲食，也稱合理飲食、健康飲食。由於食物供給存在地區差異，不同地區的合理飲食要因地制宜，使各種營養素能得到充分利用。均衡飲食按照每個人的性別、年齡、從事活動所需要的熱量來安排，各種營養素按下面表格每日飲食營養素參考攝取量供給。

建議每人日平均攝取食物種類及數量

類別	品種數	攝取量（克）
穀類及根莖類	3	400～500
蛋及蛋製品	1	50
蔬菜	3～4	350～400
菌藻類	1	30～50
植物油	1	20
水產類	1～2	50（一週1～2次）
乳及乳製品	1	350～400
肉及肉製品	1	0～50
豆類及豆製品	1	50～80
堅果類	1	20

| 食鹽 | 1 | 5～6 |
| 水果 | 1～2 | 200～300 |

合理飲食的主要目的是均衡營養，滿足人體正常的生理需求，有利於吸收和利用，又不增加身體負擔，可概括為「全面、平衡、適當」六個字。

第一，全面。全面是指各種營養素攝取要全面。人體所需要的營養有蛋白質、脂質、醣類、維他命、礦物質、水、纖維素等。任何一種營養素的缺乏都會直接影響健康。飲食要全面，才能得到全面的營養。任何一種自然食品都不能全面滿足人體營養需求。飲食要注意葷素、主副食物等合理搭配，這樣才有利於全面營養，才能保證正常人的身體健康。

第二，平衡。平衡是指各種營養攝取與人體需求之間相對平衡。如兒童肌肉、骨骼生長需要大量的蛋白質、鈣；一些病人補充大量維他命 C 能加快康復等。對每個人來說，營養攝取過少，不能滿足需要，可能因營養缺乏而致病；攝取過多，既浪費又對身體造成負擔，還會因營養過剩導致疾病。平衡還包括各種營養素之間的比例平衡，熱量代謝及與其密切相關的維他命之間的平衡，蛋白質中必需胺基酸之間的平衡，飽和脂肪酸、單元不飽和脂肪酸和多元不飽和脂肪酸之間的平衡，鈣、磷之間的平衡，動、植物性食物之間的平衡等等。

第三，適當。適當主要是指攝取的各種營養素之間的比例要適當，在全面和平衡的基礎上進行適當的飲食搭配。人體

元素組成及人體在不同狀況下對各種營養素的需求是有一定比例的，只有符合人體需求的搭配，才有利於吸收和利用。日常飲食中我們應該注意熱量供給中的蛋白質、脂肪和醣類的比例要適當，動物蛋白質和植物蛋白質的比例要適當，葷素比例適當，主副食比例適當，一日、一年四季、一生中的不同階段食物搭配要適當。

現代社會，合理飲食的要求是：既能滿足各類族群對各種營養素的生理需求，防止營養不良產生的疾病，有利於提高工作效率；又要能防止某些營養素攝取過多而導致身體不必要的負擔與代謝上的短期或長期紊亂，即尋求平衡，合理飲食，避免上述營養缺乏或過剩的不良傾向。

合理飲食要同時達到以下幾個方面的要求：

一是飲食攝取量充足，品種多樣。

一般輕度活動者，每日約吃二十種食物、大約 1,500 克，才能基本保證均衡飲食的要求。

二是食物熱量來源構成合理。

飲食中的熱量主要來自四類食物，它們的組成結構建議如下：

穀類食物提供的熱量占 55% 至 65%，根莖類食物提供的熱量占 5%，豆類食物提供的熱量占 10%，動物性食物提供的熱量占 15% 至 20%，其中豆類及動物性食物所提供的熱量應保證在 30% 左右。

三是熱量營養攝取量比例合理。

醣類、蛋白質、脂肪三者攝取量的比值，建議為6:1:0.5。

四是熱量結構合理。

三大營養素所提供的熱量比例建議為：醣類提供熱量60%至70%；脂肪提供熱量20%至25%；蛋白質提供熱量10%至15%。

五是蛋白質食物來源組成合理。

蛋白質食物的主要來源可分為動物蛋白質和植物蛋白質。動物蛋白質主要來源是魚蝦類、禽肉、畜肉、牛奶、蛋類等；植物蛋白質主要來源是主食，如穀類、豆類、根莖類、堅果類等。動物蛋白質和植物蛋白質比例應相當。

六是脂肪來源組成合理。

多攝取穀類、豆類、堅果、蔬菜，內含不飽和脂肪酸，避免過量食用肉類或含動物脂肪的其他食品，將動物脂肪與植物脂肪混合食用，以植物脂肪為主。

七是營養均衡。

各種營養素攝取量均要達到每日攝取量標準。各營養素品種齊全、數量充足，各營養素之間比例適當。食物總量滿足飽腹要求，各餐分配合理。

八是飲食調配合理。

飲食調配又稱配餐，即設計一種飲食的食物組成和烹調方

法，用以保證合理營養。要注意利用各種食物的營養特點進行
配餐，而且要講究色、香、味，刺激食慾。每日每餐要不斷變
換主食和副食的品種、數量和烹調方法。一餐飯菜的組成最好
是多樣化的，即由精製的和粗糙的、固體的和液體的、濃縮的
和稀薄的食物成分適當搭配而成。

九是烹調合理。

注意色、香、味、形，盡量在烹調中減少營養素的損失，
並提高食物的消化吸收率。

營養知識不足

由於人們對飲食了解甚少，造成營養知識不足的狀況。人
們營養知識不足，通常不會注意一些飲食習慣，就會暴飲暴
食、過度攝取某些營養素或過度耗損某些營養素，造成營養過
剩或營養不足。進而對人們的身體產生一些負面影響，如人體
加速衰老、造血功能低下、抗體合成困難、免疫力下降等。為
了避免並處理好這些問題，就一定要了解什麼是營養，營養要
如何搭配。

什麼是營養？營養是身體攝取食物，經過消化、吸收、代
謝和排泄，利用食物中的營養素和其他對身體有益的成分保養
修復身體組織、器官、調節各種生理功能，維持正常生長、發
育和防病保健的過程。在飲食中，酸甜苦辣分別代表了不同的

營養（請參考「合理用膳的五味平衡」章節）。

那麼，營養要如何搭配呢？

大家要知道，人體每天都需要一些營養，如：蛋白質、脂肪、礦物質、維他命、醣類等等。而要想營養搭配得好，就要了解哪些食物中主要含有哪種營養物質。只有這樣，才能正確地在三餐時間補充需要的營養物質。

早餐。早餐應該選擇一些易於消化、吸收的食物，只有這樣，才能為人體提供一天所需要的能源。而且人的腦細胞只以葡萄糖作為能源，就更需要吃一些易於消化吸收的東西。因此，早餐在數量上要注意，但是，更應該注意品質。普通情況下，早餐中的各種營養成分攝取量應占總的供給量的 25% 至 30%。作為早餐主食，一般選擇澱粉含量稍高的食物，如饅頭、麵餅、麵包等，還要注意添加一些蛋白質含量豐富的食物，如牛奶、豆漿、雞蛋等，再添加一些綠色蔬菜，補充植物纖維。

午餐。最適當的午餐應該是以穀類為主食，再以大量綠色蔬菜、瓜果類配合，食用適量肉類、蛋類或魚類食物，並減少油、鹽及糖三種物質的攝取。要注意攝取量，肉或魚或蛋類要適量少吃，蔬菜稍稍多吃一些，但是澱粉類是主食，要多吃一些，保證糖分的攝取量。對於午餐，要注意四點，即少油、少鹽、降糖及高纖維。有句話，大家經常說。「早餐吃得好，午餐吃得飽，晚餐吃得少」這句話的確是有道理的，大家除了吃飽

自己的午餐之外，午餐後一兩個小時後還可以吃些水果，或是喝一杯果汁。也可以適當準備一些小吃解饞，但前提是「健康食物」，如杏乾、葡萄乾、香蕉片、鳳梨片或豆漿等。

晚餐。晚餐最好是清淡一些，應該選擇少脂、易於消化的食物，而且注意不應該吃得過飽。晚餐如果營養過剩，就會使脂肪在身體內部殘留，致使身體肥胖，影響身體健康。作為晚餐，粥、玉米、青菜、水果拼盤是最佳的選擇。

一日三餐，是人們運用營養知識的基礎。只有人們正確而熟練地掌握並運用這些營養飲食的知識，才能使三餐攝取的營養適量，使身心愉悅，保持在健康的狀態，才能更好的工作和生活。

人體需要哪些營養素

人體在活動時需要很多營養素的支援，來保證身體正常運動，就像古代流傳至今的說法：「五穀為養、五果為助、五畜為益、五菜為充」，證明了營養素的重要作用。在平時的生活中，人們以豐富多彩的飲食，攝取人體需要的營養素。正確運用營養知識，合理搭配飲食，是保證營養素攝取平衡的最佳選擇。因為各種營養素的作用不一樣，保證攝取平衡，這樣人體才會更健康。

那麼，人體需要的營養素有哪些呢？

它們是：蛋白質、脂肪、醣類、水、礦物質和維他命。

1. 蛋白質

蛋白質，英文名稱 Protein，是組成人體的重要成分，生命體可以說是從它開始的。它是一種與生命活動聯繫最為緊密的一種營養素。人體總重量的 16% 至 20% 大約都是蛋白質。蛋白質有很多種，它們的性質和發揮的作用都不一樣，但是，它們都是由二十種不同的胺基酸以相同的脫水反應組合起來的，並在身體裡透過水解、合成，為身體提供熱量，它們透過這種動態平衡，進行新陳代謝，維持體內的熱量平衡。

因此，食物中蛋白質的多與少、二十種胺基酸在身體中的各種比例，關係到人類的生命活動，與老年人的長壽，青少年的身體健康，幼兒的成長都是密切相關的。總體來說，對於人體健康，蛋白質是不可或缺的重要物質。

2. 脂肪

脂肪，又叫油脂、脂質，是一種化合物，由碳、氫和氧三種元素組成的。它不僅為人體提供了所需要的熱量，並且是人類身體的主要組成部分。人體皮下組織，內臟周圍都有脂肪的存在，可見他的重要性。營養是否足夠、熱量需求的多寡等原因都可以影響脂肪在身體裡的儲存量。身體的大多數組織也與脂肪有關，熱量的供給也是由它來完成的。因此，在每天的飲

食中，脂肪，是必不可少的營養素。

3. 醣類

醣類，又稱碳水化合物，主要是由碳、氫、氧三種元素合成，在人體中占有重要地位，主要為人體提供熱量。醣類主要包括葡萄糖、蔗糖、澱粉和纖維素等。醣類是生命體維持生命的能源物質，也是營養物質，並且，它具有化學活性。細胞中的核酸主要成分就是它。醣類，在人類和動物的身體中，主要是經由氧化分解的過程，為人體提供活動所需要熱量。並且，人類大腦的活動是要以葡萄糖作為主要能源物質的。因此，在飲食中，一定要注意攝取適量的醣類，以維持正常的生命活動。

4. 水

水是自然界最常見的物質，同樣也是人類身體的重要組成部分。其實，人的身體大部分都是水。水占人體體重的 70%，血液中含水量達到 83%。水是一切生命的源頭，沒有水，生命就難以存活。因此，人，每天必須補充一定量的水。

5. 礦物質

礦物質是無法自己產生也不能自己合成的。人體每天需要的礦物質是有限制的，每個人體內礦物質含量與身體狀況、年齡、工作生活的環境等都有關係。人體中，礦物質所占的比例雖然小，卻發揮了至關重要的作用。礦物質對於調節人體血

液的酸鹼值也發揮了作用，如磷酸一氫鈉等。因此，礦物質對於人體做出了極大的貢獻。此外，鈣、磷是人體骨骼的主要成分，含量過低，成年人易患骨軟化病，兒童易患骨質生長障礙、骨化不全的佝僂病；血鈣過高，則會引起肌無力等疾病。人體需要的礦物質，還有碘、銅、鐵、鋅等。

6. 維他命

維他命，又名維他命，是維持生命活動，保持生命力的重要營養物質之一。維他命有很多種，我們可以透過表格的形式，對它們進行了解。

維他命的作用列表

維他命 A	有利於人體生長和身體的修復，保健眼睛，使身體免遭細菌感染，有利於骨骼和身體的發育成長。
維他命 B_1	促進醣類和脂肪的代謝，保證神經系統正常工作，使身體保持在良好狀態。
維他命 B_2	促進醣類、脂肪、蛋白質之間代謝鏈的正常運轉，促進抗體及紅血球的形成，使細胞能夠進行呼吸作用。
維他命 B_3	使消化系統更加健康，對於皮膚也有良好功效，有利於治療偏頭痛、高血壓等疾病，並且減少膽固醇。
維他命 B_5	使傷口快速痊癒，使人體產生免疫力，預防細菌的感染。對於手術後顫抖有良好功效，且可防止疲勞。
維他命 B_6	可幫助維持幾種礦物質的平衡，有利尿的功效。

除此之外，還有維他命 B_{12} 有利於治療貧血，維他命 B_{13} 有利於細胞的復原和修補，維他命 B_{15}、維他命 B_{17} 預防癌症等等。

對於人體來講，這些營養素是十分重要的。無論缺少哪一種，身體都不能進行正常的工作生活。因此，在飲食方面，我們要確定攝取的營養要均衡，來保證我們的幸福生活。

均衡營養的基本要求

均衡營養是健康的起點。為了得到身體的健康和壽命的延長，人們進行了不斷的探索與追求。臺灣兩千三百萬人，每日規律運動人口僅 33％，人均壽命卻高達 81 歲，這與每日的均衡營養，營養素攝取充足全面以及醫學技術的提高是有密切關係的。要想健康長壽，就要均衡營養。所需要均衡的營養有：蛋白質、脂肪、醣類、水、礦物質和維他命等。

我們要均衡營養，就要了解一天應該攝取的營養素和熱量。人們所食的五穀類主食應該在 300 ～ 500 克左右，即大約三碗飯或六片麵包。為了攝取定量的礦物質和維他命，我們還要食用蔬菜類大約 400 ～ 500 克左右。對於水果，最好在 100 ～ 200 克左右，也就是大約三份水果。對於魚、禽、肉、蛋類，125 ～ 200 克就可以了。

要做到飲食營養，就要符合飲食的均衡營養的基本要求。

均衡營養的應注意事項如下：

1. 攝取少量油脂：減少動物油的使用量，盡量使用植物油。用肉進行烹調時，把肥肉部分切除，烹調時使用少量的油。

2. 新鮮水果與蔬菜中，含有許多人體需要的營養素，適量多食，對於人體有一定好處。

3. 少食鹽：過量的鹽分攝取是造成高血壓的主要原因之一。因此，在飲食過程中，切忌過多吃鹽。

4. 切忌糖分過量攝取。為人體提供能源主要是醣類，但是應該適量攝取。當它過量時，就會轉化為脂肪，是身體發胖的部分原因。

5. 拒絕垃圾食品。垃圾食品多數富含脂質、糖類，過度食用，就會造成營養過剩，堆積在體內。

6. 蔬菜烹飪時，切忌過度烹煮。有少數營養素在高溫環境下容易分解，這樣，就降低了該種食物的營養價值。

為了保證良好的生活，必要學會搭配三餐。

研究發現：每天，人從正常飲食中吸收 85% 的蛋白質；如果改為每日只是午餐和晚餐，而不改變食物的總量，人體就僅僅吸收了 75% 的蛋白質。所以，正常飲食，對於身體健康是最好的。同時還要注意用餐的時間。時間間隔太長，人體會產生飢餓的感覺，降低人們的工作效率。時間間隔太短，會對腸胃產生負擔，影響身體健康。

第一部分　你的飲食結構合理嗎

　　均衡營養的搭配，在準備飲食時，要選擇多樣化的食物，這樣營養素才能齊全，才可以滿足人體的需要。

1. 在主食的粗細方面多樣攝取，不僅使食物更有味道，也能相互補充營養，是相當不錯的搭配。

2. 對於輔助食品，也應該全面。蔬菜、水果、蛋類、肉類每日都應該吃一些，這樣，營養素才能攝取全面，保證身體需要的熱量。這樣，對於礦物質、維他命的吸收，也有了良好保障。

3. 在乾溼方面，我們也應該注意。乾的食物與溼的食物搭配，可以促進消化系統的運動，增強吸收力。

4. 飲食還要注意季節和氣候：在炎熱的夏天，多吃些清淡的食物，適量吃些酸性食物，有利於開胃和吸收礦物質，補充體內流失的鹽分。在寒冷的冬天，可以增加醣類和油脂的攝取量，維持因供熱而耗損的營養素。

5. 配製營養飲食，是有一定方法的：
   (1) 不同的情況要不同安排，如年齡、活動量、時間、季節，然後相互搭配，讓飲食達到合理，提高自身的身體狀態。
   (2) 依據人體一天所需要的熱量，來分配每種食物應該食用多少。譬如，醣類應該食用最多，蛋白質其次，脂質第三等等。

(3)　最後，應該把自己一天所食用的熱量記錄下來，從早上一直到睡前的所有進食，再計算是否合理，是否符合均衡營養的基本要求。

人體一天所需要的熱量隨著季節、氣候、時間的不同，有所變化，我們必要清楚自己一天之中最需要補充的營養素，然後給自己訂下飲食目標，充分補充自己所需要的各類營養素，達到均衡營養的要求，強身健體，維持健康平衡。

飲食營養素參考攝取量

經由飲食營養的學習，我們要知道，某種營養素應該攝取的含量，下面，為大家準備了飲食營養素攝取量參考表格。

年齡（歲）營養元素（mg）	0～0.5	0.5～1	1～4	4～7	7～11
鈣	300	400	600	800	800
磷	150	300	450	500	700
鉀	500	700	1,000	1,500	1,500
鈉	200	500	650	900	1,000
鎂	30	70	100	150	250
鐵	0.3	10	12	12	12
碘	50	50	50	90	90
鋅	1.5	8	9	12	13.5
硒	15	20	20	25	35
銅	0.4	0.6	0.8	1	1.2
氟	0.1	0.4	0.6	0.8	1.0
鉻	10	15	20	30	30
錳					
鉬		15	20	30	50
維 A(ug)	400	400	500	600	700
維 D(ug)	10	10	10	10	10
維 E	3	3	4	5	7
維 B1	0.2	0.3	0.6	0.7	0.9
維 B2	0.4	0.5	0.6	0.7	1.0
維 B6	0.3	0.3	0.5	0.6	0.7
維 B12	0.4	0.5	0.6	1.2	1.2
維 C	40	50	60	70	80
生物素	5	6	8	12	16

年齡（歲） 營養元素 （mg）	11～14 男＼女		14～18 男＼女		18～50 男＼女		50 以上 男＼女	
鈣	1,000		1,000		800		1,000	
磷	1,000		1,000		700		700	
鉀	1,500		2,00		2,00		2,000	
鈉	1,200		1,800		2,200		2,200	
鎂	350		350		350		350	
鐵	16	18	20	25	15	20	15	
碘	120		120		120		150	
鋅	18	15	19	15.5	15	11.5	11.5	
硒	45		50		50		50	
銅	1.8		2		2		2	
氟	1.2		1.4		1.5		1.5	
鉻	40		4		50		50	
錳					3.5		3.5	
鉬	50		150		60		60	
維 A(ug)	700		800	700	800	700	800	700
維 D(ug)	5		5		5		10	
維 E	10		14		14		14	
維 B1	1.2		1.5	1.2	1.4	1.3	1.3	
維 B2	1.2		1.5	1.2	1.4	1.2	1.4	
維 B6	0.9		1.1		1.2		1.5	
維 B12	1.8		2.4		2.4		2.4	
維 C	90		100		100		100	
生物素	20		25		30		30	

注：凡表中數字缺少之處表示未制定該參考值

　　根據上述表格，我們可以清晰的知道，我們一天所需要的營養素到底應該是多少，再考量我們一天飲食中所含的營養素種類以及我們所能吸收的比例，計算出我們的飲食是否合理，營養素吸收是否全面，能夠知道我們的飲食是否健康。

第 1 章　現代人的飲食結構和營養均衡

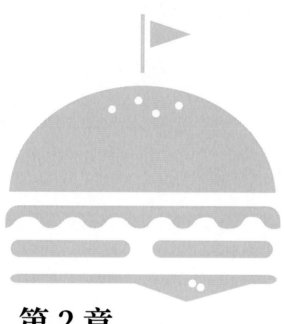

第 2 章
飲食的其他問題

食物搭配有禁忌

在飲食搭配中，除了要注意營養分配問題，還要注意食物搭配的問題。有些食物一起食用會使人體健康受損，甚至會使人生病猝死。下面，為大家介紹一下，哪些食物不適宜相互搭配。

一、會使人產生腹痛、腹瀉、腹脹之類疾病的飲食搭配有：竹筍與羊肉、番茄和紅番薯、番茄和馬鈴薯、柿子和海鮮類、牛奶和柚子、蜂蜜和洋蔥、羊肉和田螺、鱧魚和茄子、芋頭和香蕉、花生和黃瓜、牛肉和田螺、豬肉和菱角、豬肝和鯽魚、鱉和鴨肉、鱉和兔肉、田螺和蛤蜊、羊肉和西瓜、豬肉和杏仁、田螺和玉米、鵝肉和柿子、蟹肉和甜瓜、蟹肉和紅番薯、蟹肉和南瓜、蟹肉和橘子、蟹肉和梨子、蟹肉和花生、蘿蔔和人參、蘿蔔和何首烏、大蒜和何首烏、山楂和牛奶、橘子和牛奶、蟹肉、田螺和冷飲冰製品、醋和牛奶、果汁和牛奶、巧克力和牛奶、水果與海鮮等等。

這些食物搭配使人產生腹痛、腹瀉、腹脹的原因如下：酸性食物與含澱粉較高類食物混合食用，使胃裡形成難消化的物質，導致身體不適；含有大量油脂的食物和涼性食物混合，使身體出現不健康的狀況；含有多種生物活性物質的食物和蛋白質、脂質含量多的食物同食；偏寒類食物刺激腸胃，食用過多；相互發生化學反應的食物一起吃，使食物中的物質在身體裡發

生化學反應，產生一系列的不良症狀等等。

　　二、會使人體有中毒反應的食物搭配：蝦與大棗、蛋與糖精、鱉與莧菜、鯉魚和甘草、鱉和薄荷（救治時喝空心菜的汁液）、豬肉和甘草、鴨肉和楊梅、楊梅和羊肉、龜肉和冬筍、螃蟹和泥鰍、蟹和香瓜、蜜糖漿和毛蟹、紅柿子和冰棒、羊肝和竹筍、蟹與生花生、羊肉和鯰魚、兔肉和芥菜、兔肉和木耳、鴨蛋和李子、蛋和消炎片、鰻魚和醋、鰻魚和楊梅、毛蟹和茄子、韭菜和蜂蜜、甜酒與味精、牛奶和菠菜等等。

　　對於食物中毒，一般有兩種狀況。細菌性食物中毒一般是因為食品存放過久，使食物中含有使身體健康受損的某種細菌，如肉毒桿菌等。而化學性質中毒一般是因為食物搭配問題。因為各種食物中的化學元素有差異，當相互反應產生有毒的化學物質，使身體中毒，主要反應是 —— 嘔吐，也可能會休克，身體發熱等，一旦出現此類現象，一定要到醫院進行檢查。

　　三、會對人體器官產生危害的食物搭配有：豆腐與蜂蜜造成耳聾；鵝肉與白梨 —— 傷腎臟；兔肉和芹菜 —— 掉頭髮；含鈣量高的食物與茶 —— 結石；紅番薯和柿子 —— 結石；蘿蔔和木耳 —— 皮膚發炎；花生和黃瓜 —— 傷害腎臟；田螺與豬肉 —— 損害腸胃；鱔魚與紅棗 —— 掉頭髮；牛肉和土香 —— 會長瘰癧（鼠瘡）；紅棗與蔥 —— 傷五臟；羊肉和醋 —— 傷心臟；羊肉和豆漿 —— 消化不良；香蕉和馬鈴薯 —— 臉上長斑；李子和土蜂蜜 —— 傷五臟；火腿和乳酸飲料 ——

增加致癌的風險等等。

以上這些搭配在食量下會對人體器官產生一定量的危害，使身體患上某些疾病，從而損害健康，對人的壽命也有一定危害。在飲食上，我們應該注意到這些問題，不僅有利於我們人體的自身健康，對於延長壽命，減少藥物治療，都有幫助。

四、會使人死亡的食物搭配：鯉魚和甘草；石榴和生蔥、大蒜；蜜糖漿和生蔥、大蒜；鹿肉和冬瓜；毛蟹和五加皮酒；蛇肉和蘿蔔；蟾蜍和洋蔥；黃疸病和馬肉（無救）；茶葉和青蛙；魚肉和鮮棗；綠豆和榧子等等。

對於會使人死亡的食品搭配，我們更應該小心注意。這些飲食，稍不留意，就會使我們的生命受到威脅。對它們嚴加管控，既是對自身健康的負責，也是保證身體健康的重要一步。

對於這些飲食應該注意的問題，我們應該具體了解。只有了解清楚，我們才能根據所需要的營養素，所掌握的營養平衡、飲食健康知識，來搭配所需要的食物，以達到身心健康、延年益壽的目的。

不良飲食習慣與疾病

當身體抵抗力下降，身體產生了不良反應，我們理所當然的就會認為是營養不足產生的後果，於是就拚命地補食一些營養品。但是，真正的健康殺手可能依舊存在，而且就在身

邊，我們卻因為先入為主的想法而忽略了病情的真正原因。其實，對於身體的不良反應，一定程度上是不良的飲食習慣造成的後果。

在飲食方面，因為對於飲食的知識存在盲點和迷思，很多人都養成了不良的飲食習慣，甚至因為這些不良的飲食習慣，使身體健康受損，患上了一些疾病。因此，我們必須對這些不良的飲食習慣加以了解，從而避免養成這些習慣，避免因為這些習慣使身體產生不健康的狀態；或者，改掉這些習慣，使身體逐步走向健康，遠離疾病。

在錯誤的飲食習慣中，不吃早餐，絕對是一大迷思。很多上班時間稍早的人因為時間問題不吃早餐，但是，這是一個錯誤的決定。不吃早餐就會使身體攝取的熱量不足，不僅滿足不了營養攝取的要求，而且會使工作效率降低。早餐不食，就會在午餐多吃，會造成脂肪難以分解，導致身體肥胖。久而之，就有可能會出現發炎反應或潰瘍。又因為夜間流失的水分無法得到及時的補充，血液的稠度會增加，夜間在身體裡產生的廢棄物無法排除，就會使人體患上結石、中風、心肌梗塞等疾病。

晚餐太好，也是一個不良的飲食習慣。它的危害程度，不亞於不吃早餐。現代社會，由於競爭壓力的增大，把三餐時間就看的非常重要。早餐和午餐因為時間原因，不能較好的準備，就把大部分的精力花費在晚餐上。但是，這是個錯誤的決

定。如果晚餐時食用了大量的蛋白質含量高的食品，鈣在尿中的含量就會增加，體內的含鈣量就會降低，兒童就會患上佝僂病，老年人就會骨質疏鬆。蛋白質過多，也會有部分蛋白質殘留在腸道裡，會產生一些化學變化，生成有毒有害的物質，有誘發癌症的可能性。因此，晚餐切忌過於豐盛。

一邊看電視，一邊吃飯是一個家喻戶曉的不良習慣。這種習慣如果養成了，對於健康飲食十分不利。當我們吃飯時，如果看著電視，就會把我們的注意力分散，使吃飯成為一件機械化的動作。飯沒有吃好，對於腸胃來說就是一種負擔。長期以往，就會出現消化不良、胃潰瘍、腸胃炎等狀況，不利於均衡飲食，不利於身體健康。

不良的飲食習慣中，還包括一條 —— 吃食物過鹹。很多人在做了一天的工作之後，喜歡吃一些口味重的食物，就會在飯菜中加入稍多的鹽，使食物偏鹹。這種做法是錯誤的。長期情況下，吃食物過鹹，會增加胃病、血壓增高等疾病的發生率。因此，吃鹽，適量就好，不要過淡，但也不要過鹹。

夜間進食也不是一個良好的飲食習慣。很多下班較晚、沒有規律的人都喜歡在晚上下班後，去吃夜宵。他們認為，這是補充體力、攝取熱量的好方法。其實這種做法是錯誤的。夜間食用蛋白質、脂質類含量高的食物，不僅不利於腸胃的消化吸收，對胃黏膜也有損傷。在夜間進食，胃黏膜的修復就不能正常地進行，導致受損，甚至潰瘍。時間稍長，所食油脂、蛋白

質含量多，會有患上胃癌的風險。

　　在不良的飲食習慣中，還有偏食、挑食、三餐時間不固定、吃飯速度過快、喜歡集體用餐以及暴飲暴食等。這些不良的飲食習慣對身體都不好，會給腸胃造成負擔，影響腸胃的功能，使營養吸收不足，從而對健康產生一些影響，使身體患上某些疾病，形成惡性循環。

　　看過以上的介紹，我們可以了解到，養成不良的飲食習慣，就會為我們的健康之路埋下絆腳石。不良的飲食習慣是某些疾病的根源，我們應該在飲食上注意這些問題，避免養成這些不良的飲食習慣，一旦發現自己的飲食習慣有缺陷，就及時更改，以免給健康埋下禍根，給日後的人生帶來不必要的麻煩。

「沙發馬鈴薯」式飲食不利健康

　　在這個生活追趕潮流的年代裡，很多時尚化的詞語逐漸引導著人們的生活，「沙發馬鈴薯」，就是一個例子。「沙發馬鈴薯」，通俗地說，就是指人長時間內什麼都不做，只是窩在沙發上，吃著油炸食品，看著電視的一種生活方式。這樣的生活方式，如果長久如此，就會使身體因為缺乏運動、攝取脂質含量過高而產生肥胖的後果。就會使身體像馬鈴薯一樣，所以有了「沙發馬鈴薯」這個詞語。

　　世界衛生貿易組織在 1997 年 5 月以報告的形式指出：「不

健康的生活方式 —— 沙發馬鈴薯文化正在威脅人類健康」。這種不健康的生活方式，正在一步步走進人們的生活，正在腐蝕著我們的健康。

「沙發馬鈴薯」的生活方式是不利於人們的健康的。因為蜷縮在沙發上，又吃一些澱粉含量極高的油炸食品，既吸收了大量不易消化吸收的營養物質，又缺乏運動，這樣，腸胃減少了蠕動的量，使腸胃的負擔加重，膽囊活動受限，膽汁排出量減少，膽汁酸不能被重新吸收，致使膽固醇沉積下來，形成了膽結石。又因為「沙發馬鈴薯」的生活方式，減少了青菜的食用量，這樣，就會使維他命、礦物質吸收的含量降低，造成身體營養不良的狀況，使身體出現相應的病症。

在暑假中，「沙發馬鈴薯」似乎成為了這些學生們的最愛，減少了與他人交流的時間。父母應該更注意孩子看電視的時間，因為這樣的生活方式，對這些孩子存在「軟傷害」。有項調查顯示，絕大多數的學生、青少年把電視看做消息的主要來源，有將近 25% 的孩子認為電視節目是一種娛樂。但是，「沙發馬鈴薯」的生活方式並不適合這些孩子和學生，這不僅會造成孩子近視眼、肥胖的後果，且因「沙發馬鈴薯」式的生活與外界聯絡減少，還會使孩子產生封閉的性格，影響身心健康。孩子長時間使用看的方式來接觸世界，也會影響思維的思考方式，降低孩子的思考能力，嚴重損害健康。

因此，「沙發馬鈴薯」的生活方式、生活習慣是錯誤的，它

會嚴重影響身體健康，給我們的生活和工作帶來困擾。因此，我們要學會限制「沙發馬鈴薯」式的飲食習慣，走上健康之路。

首先，我們要學會拒絕油炸食品。一般來講，在油炸食品中，油脂和蛋白質的含量都是超標的。長期食用，就會造成營養過剩的後果，損害健康，給身體帶來疾病。其次，垃圾食品要少接觸。這些速食、垃圾食品中的營養物質一般比較單一，食用它們，就意味著青菜、主食我們會減少攝取量。這會使我們吸收的營養素不全面，使身體因為缺乏某種元素而產生病態，影響我們正常的生活和工作。我們要注意飲食適度的原則，沒有節制的飲食，就相當於在暴飲暴食，這嚴重損害了飲食平衡。沒有限制的飲食，會使智力下降。「沙發馬鈴薯」式的生活方式，使脂肪過剩，在體內殘留。它們不僅滯留在皮下組織，也會在大腦中占有一席之地。這些脂肪小顆粒，可能會使大腦中的神經系統發育不良，從而影響智力。

「沙發馬鈴薯」式的生活習慣，嚴重影響了人們的健康，是我們正常生活和工作的一大敵人。它損害我們的眼睛，使我們的脂肪滯留在體內，使身體肥胖，影響智力的發展，使孩子有孤僻的傾向。這些，都是「沙發馬鈴薯」式的生活方式或飲食方式產生的不良後果。因此，我們要拒絕這種不健康的生活方式，向著健康的大道前行。

不要隨意顛倒進食順序

　　人們在這個競爭激烈的世界裡，渴望在保持優秀競爭力的同時，如果同時保持優良的飲食平衡，這樣，不僅可以擁有十分良好的精神狀態，還可以擁有一個健康的體魄。但是，現在，如果問一問，你知道正確的進食順序嗎？有很多人可能會搖頭說不知道。正確的進食順序，對於營造一個良好的身體來說，是必不可少的一個步驟。隨意地顛倒進食順序，對於腸胃來說，是會有負擔的，對於身體健康也是有損害的。因此，在飲食過程中，不要隨意顛倒進食順序。

　　首先，在進食之前，應該先喝一點熱湯。熱湯，有助於暖胃，也可以滋潤食道和腸道，避免乾硬的食物對腸胃的傷害，也有利於腸胃各個器官對食物的消化吸收。因此，湯，是十分重要的。若省略了湯這一步驟，飯後就會產生大量的胃液，使體內的水分減少，產生口渴的感覺，增加水的飲用量，水通過腸道，就會使胃液稀釋，影響食物的消化和吸收。養成飯前喝湯的習慣，有利於保護胃和腸道，降低胃炎、腸炎、胃癌等疾病的發生率，維護身體健康。

　　然後就是吃一些蔬菜。蔬菜含有少量的熱量，富含植物纖維，富含維他命和礦物質，是營養價值極高的食物。而且，先吃蔬菜，使蔬菜在胃中鋪上一層，這對於減慢血糖的上升有重要作用。所以，在進食主食之前，應該食用一些蔬菜，不僅

可以維持身體內的血糖平衡，還可以保護我們的胃，有利於身體健康。

之後，我們就可以食用我們的主食——飯。在主食中，含有一定量的澱粉、蛋白質之類的營養物質，這些營養物質是人類一天生活和活動能源的主要供給物質。我們的主食一定要保證量，主食不足，就會產生供應熱量不足的狀況，使人患上低血糖等疾病。但是，攝取量過多，又會在體內剩餘，合成脂肪，造成身體肥胖。所以，適量的主食，是應該加強注意的一方面。

隨後，我們應該進食少量的肉類。我們食用最多的是畜肉和禽肉：如豬肉、羊肉、雞肉、鴨肉等等。肉中含有豐富的營養，味道鮮美；長期吃此類食物，可以使身體更健康。但是，肉類在身體中不易消化。肉中含有豐富的蛋白質，這些蛋白質到了人體中需要先分解為胺基酸，再於人體中合成新的蛋白質。這樣龐大的工程，在人體中是按部就班的。因此，它需要在主食之後吃。只有這樣，才能盡量減少腸胃的負擔，使營養物質的被吸收利用最大化，減少廢棄的營養物質，避免營養過剩的現象，才能均衡飲食，是身體健康的重要保證。

有一點我們要強調一下，不是說必須先吃蔬菜，吃蔬菜同時不能吃飯和肉類。這種做法是不對的，蔬菜當然要與飯、肉類同時食用。

在飯後，水果是重要的一個環節。在水果中，含有豐富的

維他命。對於維他命，身體的需求量雖然較少，但是，它是維持生命正常運行必不可少的一類物質。對於水果，果糖是主要的成分。而果糖在人體中，是直接進入腸道進行吸收的，不需要在胃中進行消化。而主食中含有一定量的澱粉、蛋白質等難消化的物質，在胃中消化需要時間。如果用餐後直接食用水果，消化慢的營養物質就會堵塞消化道，影響水果中果糖的吸收。而水果在體內溫度的環境中容易腐化，這樣，就降低了水果的營養價值，影響人的身體健康。因此，水果，最好是在飯後半小時或是時間稍長後再進行食用。

對於人體來講，正確的飲食順序是一定要注意的。只有正確的飲食順序，才能使身體健康。隨意顛倒飲食順序，會造成身體器官的負擔，長期沒有良好的進食順序，就會損害腸胃，降低腸胃的消化吸收功能，危害健康。

不是任何年齡飲食都一樣

對於健康飲食來講，年齡與飲食的種類也是有關係的。不同的年齡所需要的飲食種類是不同的，如果在不同的年齡裡食用不適合自己身體的食物，通常會損傷自己的身體健康，甚至會為自己的身體留下隱患。那麼，在年齡層，應該食用什麼種類的食物呢？

在 10 ～ 13 歲之間，應該以含鈣量多的食物為主。10 ～ 13

歲的孩子正是長身體的時期，這個時候，應該讓孩子得到充分的鈣物質，讓孩子的骨骼得到充分的成長，使骨骼強健。鈣物質豐富的食物主要有：奶類、豆製品、海鮮、乳酪等。

14 ～ 18 歲的青少年應該食用含鐵量稍高的食物。對於這個時期的女性，會因為月經的緣故，失去身體中的部分鐵元素，這樣，就需要食用一些含鐵量稍高的物質來補充身體缺失的這部分營養物質。含鐵量高的物質有：肉類、蝦、豬肝、豬血等。

19 ～ 25 歲的青年，最重要的是維他命 C 的吸收。對於這一階段的男性，很多都有吸菸和飲酒的習慣。在水果和蔬菜中含有的維他命C，對於吸菸和飲酒對身體造成的傷害，有明顯的削弱作用。對於那些壓力過大的上班族更應該補充這種維他命。

對於 26 ～ 35 歲的女性，應該準備一些含有葉酸的食物，因為這一時段的女性，已經在做懷孕的準備。而葉酸是對身體有好處的。在綠色蔬菜、水果和柳橙汁中含有此類物質。

35 ～ 45 歲的人，因為身體有逐漸衰老的趨勢，疾病也會增多。這時，就應該吃一些含有抗氧化劑的食物。抗氧化劑一般多在水果和蔬菜中。

對於 45 ～ 50 歲之間的人來說，脂肪酸對女性是很重要的。脂肪酸有利於緩解更年期產生的一系列不適應的問題，在沙丁魚和豆製品中含有豐富的脂肪酸。而對於這一年齡層的男性，則應該吃一些含鋅量較高的食物，預防身體出現某些疾病。

而 50 歲以上的老年人，就應該進食一些低脂肪、高纖維的

食物，這種食物可以幫助人體減少患上心臟病和癌症的機率。而這類食物，基本上是穀類、水果和綠色蔬菜。

　　介紹這麼多，其實，人的一生只有三個階段，少年、青年、老年。如果我們可以清晰地了解這三個階段應該怎樣善待自己的飲食，就可以健康地照顧自己的飲食，使自己身體健康，隨時保持一種良好的狀態。

　　在少年飲食這方面，是要極其關注的。少年，一般正是身體成長、知識累積的時間，那麼，健康就是極為重要的，飲食更是不可忽視的一部分。因為在這段時間，少年的身體的各部分機能正在趨向成熟，所以需要從外界獲取足夠的營養成分，那麼，我們就需要補充充分的蛋白質、維他命和鈣質，只有這樣，青少年才能長得更高、更壯。所以，這一時期的人，除了主食以外，還需要一些副食，譬如奶類、蛋類、排骨湯、瘦肉、動物肝臟、豆製品、蔬菜、水果等。對於辛辣、酸性的食物，最好不要食用，不適合喝濃茶，不應該喝酒抽菸。

　　在青壯年這段時間，一般是人體身體狀況最佳的一段時間。但是，到了 40 ～ 59 歲這個年齡，就要十分注意。一般，人體由盛轉衰是這段時間。免疫力會降低，很容易生病，並且不容易痊癒，還有可能會提前衰老。因此，要注意飲食方面的問題。首先，選擇可以維護生理功能的食物，如羊肉、牛奶、蛋類、豆製品等；其次，為自己選擇能夠提供熱量的食物，保證一天的活動可以正常地進行。這時候，就需要糧食、穀類、

麵食這類物質；最後，我們應該食用一些可以抵抗衰老的食物，如蜂蜜、蘑菇、木耳等。

　　對於老年人，由於身體的各個器官都逐漸趨向於退化，消化的功能會衰弱，代謝會減緩，抵抗力下降等狀況都會有不同程度出現。這個時候，就應該保證自己身體攝取的營養物質可以為自己提供一天的熱量，多食用一些可以促進新陳代謝的食物。譬如，綠色的蔬菜、水果、肉類、蛋類。注意自己的飲食平衡，可以延緩身體的老化。

　　每個年齡階段都有自己相應的身體發展特徵，所以，主要補充的營養物質也是不一樣的。按照身體的需要來補充相應的物質，才能使身體在良好的條件下保持最佳的狀態，才有利於我們的身體健康。

並不是誰都適合吃粗糧

　　粗糧並沒有準確的定義，相對於精細的米類和麵來說，玉米、小米、高粱之類全部屬於粗糧。在這些物質中，含有豐富的纖維，可以使消化系統正常運行，更有降低膽固醇、三酸甘油酯含量的作用。除此之外，它對高血壓、糖尿病、肥胖、癌症等病症都有輔助療效。

　　現在，因為粗雜糧的口感通常要比細糧差，所以大多數人很不願意、不喜歡去食用粗雜糧。事實上，粗雜糧中的營養價

值和健康價值是很高的。我們可以利用改變烹飪的做法，從而使粗雜糧既有營養保健，又使自己的胃口大開，其中注意兩點：其一是粗細相互搭配一起吃；二是把粗糧這種食物做得精細一些。但是，相對於身體狀況的不同，粗糧並不是適合所有人。

腸胃功能不好的人，食用太多含食物纖維的粗雜糧，對身體會造成負擔。因為缺少鈣、鐵等元素的人會使粗糧中的植酸和食物纖維相互反應，在體內生成沉澱。這種沉澱會影響人體對礦物質的吸收。

對於消化系統有相應病症的人，也應該少吃粗糧。另外，肝硬化、胃潰瘍等病人、免疫力相對較低的人、體力活動量稍大的人、生長發育期青少年、老年人和兒童等都應該少食用粗糧。

患有肝硬化、食道靜脈曲張、或是胃潰瘍疾病的病人應該減少食用粗糧的量，因為有這類疾病的病人食用大量的粗糧，就會使靜脈破裂出血或是潰瘍出血；免疫力偏低的人在很長的一段時間裡如果身體吸收的纖維含量大於 50 克，也會影響人體吸收蛋白質，從而使脂肪使用率降低，會使身體器官受到損害，使人的抵抗力降低。

對於營養價值和供應熱量這方面的作用，粗糧是比不上細糧的。粗糧不能滿足體力活動比較頻繁的人所需求的熱量；對正處於長身體的狀態的青少年，因正在生長發育，所以青少年對各種不同的營養素和熱量也有特殊需求，粗糧食品不僅妨礙

膽固醇的吸收還會降低營養素轉化成激素的含量，這樣就阻礙了營養素的吸收和利用。

年邁的人的消化系統功能降低和兒童的消化系統的功能還尚未完善，所以讓這樣的身體來消化處理較多量的食物纖維對身體來講是一種挑戰，會損害自身的健康，也不利於身體的成長發育。

我們應該粗糧和細糧搭配合理，適量地食用粗糧，這樣，才能夠更好地搭配飲食，吸收更豐富的營養，充分補充纖維、蛋白質、脂質等營養素，保證身體健康。

山珍海味並不一定有營養

現在，人們的生活品質不斷提高，人們不斷追求高品質的飲食。更有些人認為，所謂的「山珍海味」就是最有營養的東西，每天都追求著鮑魚、龍蝦、鵝肝醬、魚翅等等這些高品質、高價位的東西。但是，這真的是正確的嗎？不是，這是錯誤的。這些所謂的「山珍海味」並不一定有營養，並不一定適合我們食用，也不一定可以滿足我們飲食平衡的要求。

其實，山珍海味並不一定就很有營養，現在，我們就來了解一下。所謂的「山珍海味」中所含的各種營養素，並沒有什麼特別的地方。而且，在製作的過程中，因為要經過多道加工程序，損壞了其中所含的部分營養素，降低了這些物質的食

用價值。

1. **魚翅**。魚翅實際上是某種魚類鰭中的軟骨。100 克魚翅中蛋白質的含量為 83 克，鈣、磷在 100 ～ 200 毫克之間，鐵的含量是 14 ～ 15 毫克左右。某些人認為，魚翅具有很高的營養價值，是因為膠原蛋白和脯胺酸在魚翅中的含量相對較高，但是，這些物質在其他的肉類物質中也是存在的。更何況，魚翅中的含有量比豬肉、牛肉中的還要低。而且，魚翅中的膠原蛋白中少了一種色胺酸，這樣，人體吸收蛋白質的量就會相對降低。而豬肉和牛肉中則含有這種色胺酸，也就是說，豬肉和牛肉的營養價值比魚翅要高。

2. **燕窩**。燕窩實際上是金絲燕的窩。金絲燕是在春天剛剛開始的時候開始製作自己的巢穴的。在製作的過程中，會在口腔中出現一種膠質的唾液，被風吹乾後，形成的這種物質，就是燕窩的主要成分。

從中醫角度上來講，「燕窩」是美容養顏的絕佳補品。但是，在西醫看來，這種物質的蛋白質的含量只有 50% 左右，比不上相同品質的海鮮類，如蟹、蝦。而且，在「燕窩」中的蛋白質主要是不完全蛋白質，被人體吸收的機率大大減少，而它裡面含有的脂質、醣類也比不上穀物和豆製品，因此，燕窩的營養價值並沒有想像中的那麼高。

3. **熊掌**。現在已經禁止食用，但熊掌在老一輩人心中仍是絕佳補品，為此犯法食用熊掌事件亦常聽聞。熊掌主要是熊

類的腳掌。把熊掌和家禽、家畜做比較，會發現這些物質在醣類、蛋白質、脂質這些營養素上並沒有多大的差異。熊掌中含有豐富的脂質，膠原蛋白和平滑肌的含量也相對較多，但是，來分析它的營養價值，家畜的筋、鴨掌、雞胗等食物中，相同成分的含量以單位體積來算，並不比熊掌的含量少。

都說，「魚與熊掌不可兼得」，在魚和熊掌之間，你會選擇什麼來作為食物呢？從脂肪和蛋白質這兩種營養素來分析，魚的營養成分更接近人類所需要的營養物質。在魚肉中，人體需要的許多不飽和脂肪酸含量極其豐富，對於心、腦血管疾病這一類病症都有預防作用。對於魚肉中的蛋白質，也與人體蛋白質相接近，分解之後的胺基酸是人體需要的，在人體吸收就比熊掌要好的多。從營養價值這方面講，魚比熊掌對人體的營養價值要高很多。

透過這三個例子，我們可以清晰地知道，「山珍海味」並不比我們日常所食用的食材營養價值要高，甚至還會不如我們所食用的食材。我們追求這些東西，只是因為它們稀少，顯得十分珍貴。但是，在飲食方面，我們應該注意的是營養價值的多與少，而不是這種食材是否珍貴。要想有一個健康的身體，我們應該注重食用一些營養價值相對較高的食物，保證我們一天所需要的熱量，做到均衡飲食，身體健康。

不要隨便選購健康食品

食品有很多種類，健康食品就是其中的一種。它和一般的食品是有相同處的，就是調節人體的部分機能，適合某一部分人食用，對疾病沒有什麼特殊的療效。現在的健康食品審核更加完善，不僅需要人體、動物的實驗證明它有作用，還要用科學驗證找出他發揮作用的因素。但是，並不是誰都適合食用健康食品，健康食品的選購也是有科學的。

無論是誰，在購買任何商品的時候，都要仔細閱讀產品的說明書。當然，購買健康食品也不例外。我們要辨別健康食品的標章，而且我們還要知道，正規的健康食品是有正式專屬的字號。在購買健康食品的時候，可以記錄下產品的合格字號，然後在衛生福利部審核通過之健康食品資料查詢網站中查找相關的資料，確認自己購買的是否是合格的健康食品。

在選購過程中，首先要做的就是看標章喔。通過審查的產品會給予健康食品（小綠人）標章，消費者可以從產品包裝上的標章及字號來辨別，產品上標有「衛部健食字第 A00000 號」或「衛部健食規字第 000000 號」。

第二步，看包裝上的一系列說明。這時候，必須注意以下幾點：1. 這種健康食品叫什麼名字；2. 各種營養物質的含量是多少；3. 它的配料有哪些；4. 發揮作用的成分是哪一種；5. 它有哪些功效；6. 這種健康食品適合什麼人食用，不適合哪類人

食用；7. 食用的方法是什麼；8. 生產日期和有效期限分別是多少；9. 保存時應該注意的事項；10. 健康食品生產企業的名稱和廠家的地址。11. 是否有生產許可。

　　第三步，注意這種產品有什麼禁忌。對於健康食品來講，它只適合某一類人調節身體功能時食用，因此要小心購物。要仔細閱讀產品的說明書，看看自己是否適合食用這種健康食品。而且，對於老年人、體弱多病或患有慢性疾病的病人、少年和青少年、哺乳期婦女，要慎重選擇。

　　第四步，不要用價錢來衡量這種健康食品的功效。因為牌子、使用原料的劑量和各種營養素的含量是不同的，所以，價格相對來講就有所謂的高和低。如果您選擇的健康食品的功能稍低，所補充的營養素的種類稍少，相對的價位就會偏低。還有就是，不要相信什麼吸收率之類的廣告標語，因為每個人的身體狀況不一樣，這些都是會有差別的。

　　最後一點，要理性看待健康食品的廣告。每個人的身體素質都是不同的，不要輕易相信在廣告中所說的相當絕對的話，也不要輕易相信廣告中相關證人、代言人的話。很多不良廠家為了宣傳自己的產品，都會找一些假的代言人，來宣傳自己的產品。

　　對於健康食品的購選，如果能做到以上幾點，你買到的健康食品的品質才能有所保證。健康食品是一類能為身體帶來一些良好作用的食品，因此，看清、看好、看準後再去購買，再

去食用，才是最正確的做法。

選擇乳製品別大意

要想學會選擇乳製品，就要了解什麼是乳製品，乳製品的種類有哪些，又有什麼作用。那麼，什麼是乳製品呢？乳製品是用生的鮮牛（羊）乳及其製品為主要的生產原料，經過加工製造成的各種食品的總稱。那麼，乳製品是怎麼分類的，我們又該如何選擇呢？

乳製品的分類主要有：液體乳類、奶粉類、煉乳類、乾酪類和其他乳製品。我們接觸最多的就是液體乳類。液體乳類主要是羊奶、牛奶、優酪乳等。這類液體乳類中含有豐富的營養物質，譬如：鈣、蛋白質、脂質等。這種物質中含有的營養素，既有利於身體健康，還有助於青少年的身體成長，是一種必要的營養補品。這種奶類，也是消費者最青睞的一種。

對於這種乳製品，鑑別的方法有很多種。

第一種方法就是依靠我們自己的感官。對於新鮮的液體乳類，會是乳白色或是稍黃，有鮮奶獨特的香味，沒有其他的味道，是均勻沒有雜質的，沒有沉澱和不溶解的雜質，沒有極其黏稠的現象。

第二種方法就是，將買來的奶滴入清水中。如果這種奶不會化開，就是新鮮的奶品，如果化開了，就不是新鮮的。如果

買的是瓶裝的奶類，就看看瓶底是否有雜質的沉澱，搖晃後，沉澱不溶解，就不是新鮮的奶類。

第三種方法就是去做一次試驗─煮沸實驗。取少量奶類放入試管或是玻璃杯中，把試管或玻璃杯放在煮開的水裡持續大約五到八分鐘，觀察試管或是玻璃杯，如果有凝結物或是絮狀物出現，就說明這時候的奶已經不新鮮或者為已經變質的產品。

第四種方法就是把買回來的牛奶迅速倒進乾淨的玻璃杯裡，緩慢傾斜玻璃杯。如果有一層很薄的奶膜出現在玻璃杯的內壁上，並且不黏在上面，用水一沖，立即就可以沖洗乾淨，就說明是原料新鮮的牛奶。這時候，這種牛奶就可以進一步加工，經過殺菌，煮熟就可以飲用了。

以上這些，就是液體奶類選擇的方法。在購買液體奶類的時候，還要注意一點就是，奶類的有效期限是相對較短的，需要在相當低的溫度下才能保存一段時間。在購買液體乳類時，最好看清楚這種乳製品是否保存在正當的位置，奶類最好保存在冰箱等低溫裝置中，購買時要看仔細，低溫裝置是否良好，溫度是否正常，有效期限是否寫清楚，生產日期是幾號等等問題。只有在購買液體奶類有足夠的耐心和相當的細心，才能購買到良好品質的奶品。

不是人人都適合飲茶

茶，是起源於中國的一種飲品。以前，茶是中國南方的一種嘉木。茶流傳了幾千年，是古代人在飲食文化上的貢獻。在很久以前，就流傳著神農氏飲茶解毒的故事。茶樹一般只有1～6公尺，在溫潤的氣候中成長。茶葉用水沏開後飲用，有強心、降火、明目的作用。有名的茶有很多，譬如：西湖龍井、洞庭碧螺春、安溪鐵觀音等等。

飲茶有很多好處，下面，我們來了解一下飲茶的主要功效。

1. **它有助於延緩衰老**。在茶裡面，有一種物質叫做茶多酚，有極強的抗氧化性，還有極強的生理活性，可以清理我們身體中的自由基。

2. **它有抑制心腦血管疾病的作用**。茶多酚對於脂肪的減少，有著明顯的作用。當膽固醇、三酸甘油酯在身體中堆積時，就會使血管的內壁增厚，脂肪沉積，造成動脈粥狀硬化這樣的心血管疾病。而茶中的元素，則會抑制這種情況的惡化，減輕身體的負擔。

3. **喝茶，還有助於預防癌症**。茶中的多種有利於身體的物質都可以阻斷亞硝酸鹽等致癌物質的合成，並且，它還有殺死癌細胞、提高身體抵抗能力的作用。

4. **飲茶，對於預防和治療輻射性質的傷害、疾病也有著明顯的作用**。經過醫學研究，茶葉中的成分具有吸收

放射性物質的能力，而且，對於血球減少這種相關疾病，也有療效。

除此之外，茶還有清熱解暑、提神靜心，降火明目、消食化痰等作用，是一種有利於身心健康的飲品。但是，即使它的好處很多，它也有不適宜的族群。所以，對於不適合飲茶的族群，盡量不要喝茶，以免對身體造成不必要的負擔。

首先，體弱、貧血的人是不應該經常喝茶的。茶中的物質具有降低脂肪的作用，這一類族群長期喝茶，會造成嚴重的營養不良。而且，茶中的某種物質與食物中的鐵會產生反應，長時間飲用茶，就會造成缺鐵，所以，貧血的人不適合長期喝茶。

其次，患有尿道結石的人應該少喝茶。尿道中的結石一般都是草酸鈣沉積形成的，茶葉中存在草酸，會和身體中的鈣相結合，化成結石。這一類患者如果大量飲茶，就會加重病情。

神經衰弱的人，也應該減少茶的飲用。茶對於神經中樞的興奮有作用。這一類族群在下午和晚上經常喝濃茶會引起失眠，加重自己的神經衰弱。這一類人，在早上喝一點淡茶比較適宜。

正處於懷孕、哺乳期的女性，也不適合喝茶。茶葉中有某種元素，會對胎兒造成影響，所以，對於孕婦，最好就是少喝或者不喝茶。如果哺乳期的女子喝大量的濃茶，這種物質就會進入乳汁，孩子在喝過母乳之後，會有少眠、啼哭的現象。

還有腎功能有問題的喝醉的人，茶可以使神經中樞相對興

奮起來，喝醉之後再喝濃茶，就會對身體的器官造成負擔。茶，還有利於尿液的排出。這樣，就會使酒精中有毒的物質在還沒有分解的情況下，進入腎臟，刺激危害腎臟。這對於心腎功能本來就不好的人，更是一種損傷。

除此之外，對於兒童也要少量飲茶，茶不利於孩子的健康成長，容易造成貧血等症狀。

經過上述內容，我們了解了茶對於我們身體的一系列好處，也知道了不適合飲用茶水的族群。對於茶，適量地飲用是最好的。只有適量的飲用，才有利於我們的身體健康，才能把我們的身體維護得更好。

乾花並非都適宜泡茶

乾花，就是利用某種方法或手段使鮮花脫去水分而成的花。在製造乾花的過程中，風乾是最常用的方法。現在，在這個科技十分發達，生活品質提高的現代社會裡，很多懂得享受生活的人都喜歡飲茶。這樣，就會有很多人也喜歡在茶中放置幾朵乾花，來增添茶的香味。但是，大家知道嗎，並不是所有的乾花都適宜泡茶。有很多的乾花泡在茶中飲用，是會對身體造成危害的。

譬如，很多人在喝完野菊花泡的花茶之後，胃會出現一些症狀，例如：食慾降低、腸鳴、便溏等消化道不適，脾胃不好

的人，消化不良的人都不適宜飲用野菊花泡的花茶。最重要的是，花茶不是補藥，也不是補品，最好不要隨意飲用。如果長期飲用野菊花泡的茶，還有可能會出現毒副作用，損傷身體。

有的人也會用決明子來泡茶。決明子，是一種半灌木植物，有降低血脂的作用。但是，長期飲用，會出現腹瀉的不良症狀，而且，會對身體造成損害。

對於甘草，我們了解的可能會多一點。這種植物多生長在乾旱、半乾旱的荒漠草原、沙漠邊緣和黃土丘陵這一類地方。很多人認為，甘草是一種中藥性質的草藥，對身體極有裨益。這種觀點是錯誤的。長期喝甘草泡的茶，會引起血壓增高，還有可能造成身體部位的水腫現象，對於健康，是有一定損害的。

也有人選擇用銀杏葉來泡茶，這是一種錯誤的做法。銀杏葉，可以降低人體血液中膽固醇的含量，有效地預防動脈方面的疾病。對中老年人做完運動後的疲憊感，身體機能疲乏都是有一定作用的。但是，用它來泡茶，就不是一個明智之舉。銀杏葉中含有毒素，泡茶後飲用，身體就有可能會出現陣發性痙攣、神經麻痺、過敏和其他副作用。因此，萬萬不可用銀杏葉來泡茶喝。

還有人飲用膨大海，認為膨大海對嗓子嘶啞、乾燥會有療效，這是一種錯誤的想法。膨大海實際上是一種中藥，只能治療風熱邪毒所引起的喉嚨的嘶啞，對於聲帶小結，聲帶閉合不全或菸酒過度導致的喉嚨的不適和嘶啞，是沒有什麼作用的。

更重要的是，喝過多的膨大海會導致大便稀薄、胸悶等一系列身體的不良反應，特別是老年人突然失聲及脾虛者更應該慎重使用。

　　綜合以上所述，無論是普通的乾花還是有中藥性質的乾花都需要特別注意，在不了解它們的作用的情況下，千萬不要隨便飲用，否則，會給身體造成負擔，也會影響身心健康。

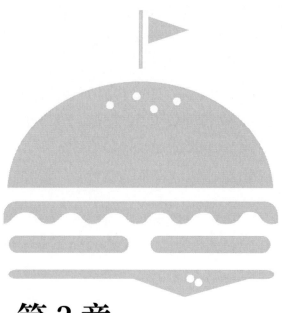

第 3 章
身體的需求別忽視

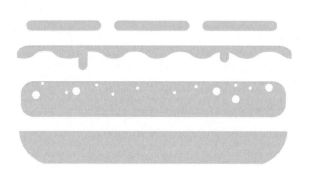

不是每個人都要補充維他命

維他命，別名稱作維他命。它是保證生命基本活動必須的一種物質，更是保證人體健康的一種重要物質。這種物質在人的身體中存在的含量是極少的，甚至有的只有用毫克來作為單位，但是每一種維他命都發揮著不一樣的作用。

維他命的種類有很多，並有著各自不同的作用，使人的身體保持著活力，保證人體一天基本的活動。

1. **維他命 A**。維他命 A 有助於身體的增長和各個身體組織結構的修復，對於眼睛的維護也有作用，使身體免受細菌的干擾，能夠維護上皮組織的健康，能夠使骨骼和牙齒得到發育和生長。

2. **維他命 B1**。這種物質可以促進身體中醣類和脂質、蛋白質的代謝，對於神經系統的健康也有作用，促進食慾的增長，使身體的肌肉保持良好的狀態。

3. **維他命 B2**。維他命 B2 也有一部分維他命 B1 的作用，促進身體的新陳代謝。除此之外，它可以幫助抗體和紅血球在身體中形成，有利於細胞的呼吸作用。

4. **維他命 B3**，俗稱菸草酸或菸鹼酸，是一種可以使消化系統更加健康的物質。它還可以美化皮膚，對於偏頭痛、高血壓、腹瀉這一類疾病有治療的作用，可以使血液加快循環速度，清除口腔中的異味，降低膽固

醇的含量。

5. **維他命 B5**，也被稱作泛酸，英文為 Pantothenic acid。它對於傷口的癒合有幫助。它是人體的一道防護罩，防止細菌的侵入，對於術後的顫抖有作用，還可以消除人的疲憊感。

6. **維他命 B6**。維護身體中各種礦物質的平衡，主要是鈉和鉀。對於體液，它有調節作用，可以使神經系統、肌肉、骨骼保持正常的狀態。還能利尿。

7. **維他命 B12**。它可以把體內老化的紅血球清除掉，換上一批新的，有效地預防貧血，有利於孩子的健康成長，對於過敏一類的症狀有療效，還對記憶力、身體的平衡力有作用。

8. **維他命 B13**。它促進維他命 B 群的代謝作用，協同它發揮作用。它還可以和維他命 B12、葉酸共同發揮作用，使破損的細胞得到恢復和修補。

9. **維他命 B15**。使細胞免受缺氧的干擾，在身體中，缺氧主要是在心臟和肌肉這一類組織細胞中，維他命 B15 會有效地解決這一類問題。它對於身體中蛋白質的消化吸收也有功效。

10. **維他命 B17**。這種物質對於癌症具有作用。因為這種物質可以把含有某種毒素的物質分解，再把這種物質從尿液中排出去，使細胞免受攻擊。

11. **維他命 C**。這種物質對於燙傷、刀傷、牙齦的出血問題都有療效，可以加速身體的康復，降低血液中膽固醇的含量，對於病毒細菌的感染有防治作用，還可防治血栓、感冒、過敏等病症。

12. **維他命 D**。它可以促進人體對鈣、磷的吸收和利用，使骨骼、牙齒可以健康地成長，同時，它還可以配合維他命 A 和維他命 C，產生配合治療感冒發炎的作用，還可以增強維他命 A 的吸收。

13. **維他命 F**，也就是大家常聽到的 omega-3 和 omega-6。它可以處理膽固醇的凝結作用，保護身體免受 X 射線等的輻射，有利於體液的正常分泌，對於心臟病、減肥也有功效。

以上是一些維他命的作用，看完之後我們有了了解。對於一個健康人來講，如果身體中並不缺乏這種物質，沒有相應的疾病，就不要亂吃維他命。在人的身體中，維他命的含量是較小的，一般我們從食物中就可以獲取我們所需要的維他命，不需要特意地去補充。只有身體中缺乏某種維他命，才需要去補充。畢竟，維他命過量對身體也沒有什麼好處。因此，要對應地去補充身體的維他命，才能使身體更健康。

缺乏維他命也別亂補

現在很多人都會去醫院做一些健康檢查。我們會關心自己身體中的維他命是否會缺乏。很多人檢測結果出來後，當得知缺乏某種維他命，就會吃該種維他命來補充。但是，這樣的做法真的正確嗎？要知道，維他命是不能隨便補充的。

對於我們人體來講，所需要的維他命大多數都是以克或是毫克為單位的，隨便補充維他命，很有可能會補過量，導致人體健康受到嚴重的損害。在補充維他命的時候，最好遵循醫囑，補充正確且適量的維他命。缺少維他命，可能會使身體產生一些不良的症狀，但是，補充維他命不正確的話，會加重身體上的病情，甚至會帶來其他的病症，得不償失。

因此，對於缺乏維他命，我們不能隨便瞎補、亂補。下面，我們來了解一下缺乏某些維他命導致的症狀及相應的食物攝取來源。

維他命 A（視黃醇）

功能：與人的視覺有直接的關係，並且能夠維持黏膜的正常功能，並且調節皮膚的狀態。對人體組織結構的生長有幫助，這種物質對眼睛的保健也是很重要的，能夠避免眼睛受到細菌的傷害，還能夠保護上皮組織的細胞，促進骨骼和牙齒等發育。

缺乏導致的症狀：夜盲症、眼球變乾燥，皮膚也會變乾燥。

食物的主要來源：紅蘿蔔、含有綠葉的蔬菜、蛋黃或是動物的肝臟。

維他命 B1（硫胺素）

功能：強化神經系統，能夠保證心臟正常的跳動。還能夠促進碳水化合物的新陳代謝，同時維護大腦神經系統的正常運行，穩定人們的食慾，能夠刺激生長，同時還能夠將肌肉保持在最完美的狀態。

缺乏導致的症狀：情緒變得低落，腸胃不適，手腳麻木無感，腳氣病。

食物的主要來源：糙米、豆製品、牛奶、家禽。

維他命 B2（核黃素）

功能：能夠保持眼睛的視力，防止白內障，並且維護口腔及消化系統的健康。促進碳水化合物、脂肪和蛋白質的新陳代謝，並且有助於抗體和紅血球的形成，還能夠促進細胞的呼吸。

缺乏導致的症狀：嘴角裂開、口腔潰瘍，口腔內黏膜發炎，眼睛也容易變得疲勞。

食物的主要來源：動物的肝臟、瘦肉、酵母、豆製品、米糠或是帶綠葉的蔬菜。

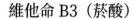

維他命 B3（菸酸）

功能：保持皮膚健康的同時維持血液循環，並能幫助神經系統正常的工作。增強消化系統的消化功能，美白皮膚，能夠輔助治療頭痛、腹瀉，高血壓等症狀，同時對治療口腔發炎，消除口臭也有明顯的作用。

缺乏導致的症狀：頭痛，嘔吐，疲勞，肌肉酸痛。

食物的主要來源：綠色的蔬菜，蛋類，動物的內臟等。

維他命 B5（泛酸）

功能：製造抗體，增強免疫力，輔助蛋白質或是脂肪產生熱量。快速癒合傷口，防止人體被細菌感染，能夠有效的治療手術後的顫抖，防止疲勞。

缺乏導致的症狀：生口瘡，記憶力也會衰退，同時還會出現失眠，腹瀉，疲倦，血糖過低等症狀。

食物的主要來源：糙米，肉類，肝臟，蛋類等。

維他命 B6

功能：保持身體及神經系統的正常運行，維持體內微量元素的平衡關係，製造紅血球。並且調節體液，增進神經核肌肉的正常功能，利尿。

缺乏導致的症狀：會有貧血的症狀、抽筋、頭痛、嘔吐、暗瘡。

食物的主要來源：瘦肉，果仁，糙米，綠色的蔬菜，香蕉等。

補充維他命別過量

對於維他命，我們已經有了了解。身體缺乏維他命，就會有反應，出現相應的症狀。這時候，我們就需要依據情況做出決策，補充維他命。但是，在補充維他命的時候，一定要注意補充的量。一旦補充過量，會對身體健康造成影響，直接損害身體健康。下面，我們就來了解一下某些維他命補充過量後，會對身體造成哪些不良的影響。

1. **維他命 A 補充過量**。維他命 A 過量，會出現急性和慢性兩種不同的症狀。當它過量會使細胞膜和溶酶體的穩定性遭到破壞，直接使細胞膜受到損傷，組織中的酶被釋放到身體中，皮膚、骨骼、腦、心臟等等多種身體器官受到損害，產生病變。當大腦受到損傷，就會使頭骨中的壓力增大，骨骼受損，骨質受到影響等，血鈣也會上升，肝臟也會出現腫大的狀況。除此之外，病人還會表現出頭痛、嘔吐、腹瀉等症狀。

2. **維他命 D 補充過量**。長期或是超量服用維他命 D，就會使軟組織中的鈣產生沉積，骨質會有疏鬆的症狀和一定程度的骨硬化。維他命 D 對於破骨細胞有促進作

用，加大了它原本的活性，就會出現鈣含量的增高以及骨質的疏鬆，抑制了一些身體中激素的產生，增加了對於磷元素的吸收作用。磷元素的增加，會使軟組織中鈣沉澱下來，就會形成食慾下降、嗜睡、腹瀉、沒有精神，還會有患上腎結石等病症的危險。

3. **維他命 E 補充過量**。維他命 E 過量會造成血小板的凝聚，導致形成血栓。維他命 E 長時間大量補充還會造成腸胃功能紊亂、眩暈、視力模糊等症狀，嚴重影響身體健康。對於女性，還會造成月經增多或者月經消失的不良症狀。對於維他命 E 的補充，最好是在醫師的指示下進行補充。

維他命 B 也是不能亂補的，過多的維他命 B 會使神經有中毒的跡象。

過多的維他命 C 會使人發腸胃功能有不協調的狀況。孕婦長期服用大量維他命 C 有可能會產生流產的後果。

這些因素都說明了一個道理，維他命雖然是對身體有用的微量元素，但是在補充這些物質的時候，一定要注意量的問題。過量的維他命就會對身體造成損傷，違背了我們要加強身體健康的目的了。維他命，在補充的時候，一定要適量，這樣，才會有一個健康的身體。

這樣飲食不能留住維他命

　　在我們的日常生活中，很多時候我們會使自己身體中的維他命流失或是分解掉，這些都是我們在飲食和生活習慣上出現問題所產生的後果。大家都知道，維他命在身體中的含量雖然不多，但卻占有重要的地位，對身體的健康影響不小。因此，我們需要了解一下，怎樣的生活習慣、飲食習慣會使這些維他命流失掉。

　　首先，在洗米洗菜的時候，會使大量的維他命 B1 流失掉。對於維他命 B1 這種維他命，在種子的外皮和芽裡面是十分豐富的。但是，在洗菜洗米的時候，我們不僅會長時間把它們放置在水裡，還會反覆地搓洗，這樣，維他命 B1 的流失量就會加大。也有人喜歡先切菜後洗菜，這樣，維他命 B1 也會從菜的切口流失掉，而且流失的量更多。在炒完菜的菜湯裡面也有很多的維他命，不喝湯，維他命損失的更多。

　　其次，吃糖也會消耗一定量的維他命，過多的糖就會消耗身體中的維他命 B。在醣類的分解吸收的過程中，需要消耗維他命和微量元素參加反應。如果糖吃得太多，就會消耗大量的維他命和微量元素。

　　在酒裡面，含有一種叫做酒精的物質。酒精需要在身體中進行代謝反應，就需要足量的維他命 B 加以護衛。長期飲用大量的酒精，就會嚴重影響身體的代謝，消耗大量的維他命 B，

使身體中的維他命因為酒精的原因大量消耗掉。因此,長時間大量飲酒也會使維他命在身體中大量損失。

對於維他命 C,大家都是相當了解的。但它卻是相當脆弱的一種維他命。那麼,它究竟脆弱到了什麼程度呢?

維他命 C 在久晒、長時間切開、長時間加熱的蔬菜和水果中,都會大量的流失。因為,維他命 C 有很強的還原性,空氣中的氧氣就可以將它氧化掉。即使是沒有切開的水果蔬菜,在經過太陽長時間的直接照射後,也會有大量的維他命 C 損失。加熱時間過久的蔬菜,維他命 C 也會大量流失。

長時間抽香菸,也會大量損失維他命 C。在人體中,吸食一根香菸,就會有 25 毫克的維他命 C 在身體中被消耗掉。而維他命 C 在人體中的含量本來就是很少的。更何況,如果是吸二手菸的人,維他命 C 的損耗量是更大的。因此,對於吸菸,我們一定要慎重。如果菸癮嚴重,維他命 C 的損耗量是極其可觀的。

這些因素,都會使維他命流失掉。因此,維護自己身體中的維他命,保證自己身體中的維他命維持在正常的水準,減少維他命的損耗量。只有這樣,我們才能擁有一個健康的身體。

不能用維他命 C 代替蔬菜

在我們的日常飲食中,我們最常接觸的就是水果和蔬菜。

現在社會的競爭逐漸白熱化，生活壓力也在不斷地增加。很多人為了節省自己一天中本就少的可憐的時間，就選擇用一些營養品或者藥物來充當自己的食物，比如，有的人會用維他命 C 來代替蔬菜。這種做法是絕對不可取且有害健康的。

在蔬菜中，含有很多對人類的身體有益的物質。除了維他命 C 以外，還有很多其他營養物質，比如維他命 E、維他命 D、鈣、鐵、鋅、植物纖維等等。這些物質在人的身體中各司其職，各有不同的作用，少了它們，身體就不能正常工作。我們知道，維他命 C 在身體中的作用廣泛，但是，它也不能代替其他物質所發揮的作用。因此，吃蔬菜是必要的，不要為了一點點的時間，就把吃蔬菜的時間抹殺掉。那麼蔬菜有什麼重要的作用呢？

首先，蔬菜中含有對於人的身體十分重要的各種維他命，比如維他命 A、維他命 B、維他命 C、維他命 D、維他命 E 等，在蔬菜中的含量都是極其可觀的。例如：在紅蘿蔔、白菜、高麗菜、韭菜這些菜中，胡蘿蔔素的含量是首屈一指的；在金針花、香菜、蓮藕、馬鈴薯、苜蓿芽這些蔬菜中，維他命 B1 含量是最多的；對於維他命 C 就更不用說了，每一種蔬菜中，維他命 C 都占有一席之地，但是，在辣椒、番茄、甘藍中，含量更多。

其次，蔬菜中含有豐富的礦物質，是人體吸收礦物質的主要來源。蔬菜中的礦物質最多的是鈣、鐵、磷等元素。在菠

菜、芹菜、白菜、蘿蔔等蔬菜中含有極其豐富的鐵元素；在洋蔥、絲瓜、茄子中有豐富的磷元素。

除此之外，蔬菜中還含有極為豐富的植物纖維。這種植物纖維，有利於促進腸胃的消化功能，還有利於排泄，對於便祕有治療功效。這些蔬菜中還含有各種芳香油和有機酸，尤其在洋蔥、香菜中的含量最多，會使炒出來的菜有獨特的味道。

總而言之，蔬菜的作用是極其廣泛的，它不單只為人體提供維他命 C。在蔬菜中，還含有對人體有利的其他物質，像是維他命 C 以外的其他維他命，人體必需的各種微量元素，更有一些可以使人吃來口感更好的物質。所以，蔬菜的價值含量遠遠不是幾片維他命 C 就可以代替的。為了更長遠的身體健康，為了以後擁有更強的工作競爭力，一定要吃一些蔬菜，來保證自己一天之中的營養素攝取量。

不要用維他命 C 來代替蔬菜，這樣，才能擁有更好的身體。

千萬別小看維他命 E 的作用

維他命 E 大家可能沒有維他命 C 了解的多。但是，在維他命的地盤裡，它占有重要的地位，是身體必須的一種微量元素。維他命 E 的含量雖然較少，但是，他在身體中產生的作用是十分強大的。下面，我們就來了解一下維他命 E 的作用。

1. 維他命 E 對於消化性潰瘍有療效。很多人用它和某些

藥物配合進行潰瘍的治理，療效極其顯著，治癒的機率也是十分高的。

2. 對於生產後沒有乳汁的女性，維他命 E 也是一個好幫手。在服用維他命 E 之後，可使乳量增多，緩解幼兒的母乳問題。

3. 維他命 E 對於因為子宮內節育器而產生的月經增多的問題也有療效。

4. 維他命 E 對於皮膚具有護理的作用。它可以有效地防止皮膚中水分的流失，保持皮膚水分，最重要的是，維他命 E 對於紫外線的照射也有預防作用。這樣，就可以使皮膚保持彈性，防止皮膚老化。

5. 很多人的皮膚上會出現黃褐斑，這時候，維他命 E 就可以幫助你。但是，一定要注意食用的量。

6. 對於身體上的紅斑，維他命 E 也有作用。

7. 用維他命 E 來治療痛經，也會有很好的療效。

8. 維他命 E 還可以治療新生兒的硬腫病。這種病症是因為寒冷、早產或是感染等因素造成的皮下組織硬化和水腫，維他命 E 對於末梢循環、增加血流量、促進代謝都有作用。

9. 維他命 E 還可以治療慢性腰、腿痛。

10. 對於面部痙攣這種病症的治療，維他命 E 也可以發揮作用。

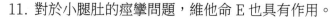

　　11. 對於小腿肚的痙攣問題，維他命 E 也具有作用。

　　這些，就是維他命 E 在我們的日常生活中發揮的作用，因此，我們不能小看這種微量的元素。維他命 E 在我們的身體中，擔任著重要的職務，維護著我們身體各個機能的正常運行，也有利於維護我們的身體器官，是一種不可或缺的維他命。但是，好東西，在吃的時候也要有所限制。過多或是過少，都會對身體造成某種不必要的傷害，也會影響身體的健康。

微量元素可以抗衰老

　　微量元素在我們的身體中存在的種類是極其多樣的，但是，它們的含量就像它的名字一樣，是少量存在的。雖然，它們占有的含量是極其微小的，但是，它們在人體中的作用是很大的。每一種微量元素，都有自己的職能，而且功能都不一樣。

　　由於科技的進步，我們發現，對於延緩衰老這種問題，微量元素會發揮作用。那麼，有哪些微量元素發揮著這種作用呢？

　　鋅，是微量元素的一種。鋅是很多種酶的組成成分，是一種高效活化劑，對於身體器官的多種功能和身體的免疫功能都有作用。因此，鋅元素是一種有利於身體遠離衰老的元素之一。

　　硒是身體中某種氧化物的組成物質之一，可以有效地使細

胞中的有毒物質分解，可以抵抗癌症，還可以延緩身體的衰老。在重要的中藥裡面，硒是組成甘肽氧化物的成分之一，能催化細胞內有毒過氧化物的分解，並能抗衰老、抗癌。中藥胡麻仁、大蒜、沙苑子、黃芪、地龍等均含有豐富的硒，是延緩衰老之良藥。

還有一種微量元素 —— 錳。在人的身體中，都需要性激素，這種激素可以存進身體的新陳代謝，啟動某一類的酶，使身體啟動抵抗衰老，抵抗癌症的機制。在中藥蓯蓉、補骨脂、枸杞等中，都含有一定含量的猛。

銅，也是一種可以延緩衰老的微量元素，是說明鐵元素的有利物質，可以促進鐵的利用率，還有助於造血功能，並且促進身體的免疫功能，有利於彈性蛋白的合成，對壽命的影響力也是極其重要的。在茶葉、鱉、小米等物質中的含量是很豐富的。

生老病死是人類生命的自然規律，誰都無法避免這種自然規律。但是，我們可以經由我們的飲食來調節這種變化，把這種變化推遲延後，把我們的生命延長，獲得健康並且無憂無慮的生活。在日常的生活中，我們重視自己身體中的這些微量元素，特別注意，這些東西不可以過量，當然也不能不足。

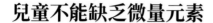

兒童不能缺乏微量元素

　　兒童時期，這是長身體的一個重要的階段。在這一階段裡，營養物質的充足供應是一定要做到的，這關係著孩子的身體是否健康，也關係著孩子的生長發育是否會完全。在補充這些營養物質的時候，很多家長只顧著給孩子補充一些蛋白質、脂質、維他命等，卻忽略了一直很重要的微量元素。微量元素在孩子的成長過程中也是十分重要的，能促進孩子身體的成長發育。

　　微量元素主要有以下幾種：鉀、鈉、鎂、鐵、鈣、銅、錳、鋅、硒、磷等。它們在人體中的作用都是不一樣的。在給孩子補充這些微量元素時，一定要注意這些物質的含量，切忌不能過少，也不能過量。過量和不足這兩種狀況，都會對身體的健康造成影響，會產生一系列不良的後果。

　　首先，鐵元素是絕對不能缺少的。缺鐵性貧血在孩子的成長過程中，是很常見的。在孩子的成長過程中，缺少了鐵元素，可能會導致孩子的大腦發育和運動系統的發育比正常同齡孩子差很多，反應更遲鈍，在精神情緒這方面波動較大，語言能力的發展、觀察力的進步都會出現不同程度的落後現象。身體的靈活度也會較為遲緩，靈活度降低。

　　其次，就是碘元素，切忌不可過多或是過少。在孩子的發育過程中，碘的含量過低，會造成智力發育的阻礙，更嚴重

的還會造成呆小症，這種病的病人表現為發育、智力比同齡人落後。

除了這些元素以外，鋅也是一種重要的微量元素。它是一種對於神經系統有著極其重要作用的微量元素。對中樞神經系統的神經調節、神經的發育促進、神經元的保護作用都有輔助功能。鋅可以影響人認知事物的狀態、個人情感和飲食方面的平衡調節等。

還有一些微量元素也很重要。譬如：銅、氟、錳在骨骼的成長過程中產生作用。如果銅的含量過少，就會使骨頭非常脆弱，容易骨折；錳的含量過少，就會使骨骼的成長形成障礙，從而影響骨骼的成長發育，嚴重時會患上侏儒症；氟的含量過少時，就會不利於鈣和磷在骨骼中的沉積。

因此，對於兒童來講，補充這些微量元素是極其必要的。這些微量元素不僅有利於身體的發育成長，還有利於身體的健康，為以後的成長打下基礎。但是，每一位家長都要清楚一件事，當你的孩子檢查出來缺少某種微量元素時，不要給孩子盲目地補充，也不要相信其他家長的宣傳。一定要詢問醫生的意見，遵循醫師的建議進行正確的微量元素補充。隨意亂補充這些微量元素，很有可能會出現其他的健康問題。

老年人不可忽視微量元素

　　經由以上內容我們知道，微量元素對於孩子有著極其重要的作用，對於延緩身體的衰老，也有作用。那麼，對於年事已高的老人來講，他們是不是就沒有什麼價值了呢？其實，這種認知是錯誤的。對於老年人來講，微量元素的作用也是不可以忽略的，它們在人體中的地位是極高的，而且也是營養素的一種。

　　對於老人來講，在這一生命的階段，已經是逐步在走向生命的老化，這是大自然的生命規律。這時，對於逐步老化的身體來講，營養素是否補充完全，營養物質是否含量足夠，對於老年人是否長壽是十分關鍵的。那麼，對於這個生命階段來講，微量元素又在扮演著什麼養的角色呢？其實，老人的身體是否健康，與老人身體中的微量元素也是有關係的。

　　首先，關於心血管疾病，是因為身體中鈣、錳、硒、鋅、鐵等微量元素的含量明顯低於正常人身體中的含量，這是導致心血管疾病的部分因素。

　　然後就是糖尿病。糖尿病者的患病與三價鉻元素有著十分密切的關係。這種元素是人體的一種必需的元素。當它嚴重降低時，就會影響身體對胰島素的敏感性，糖的含量就會降低；但是，當錳元素嚴重降低時，胰島 B 細胞就會減少，血糖含量就會升高，利用率降低，糖尿病就會隨之而來。

　　一提到腫瘤，我們就會感到恐懼，這種病症是我們每一個人都不想看到的。而這種疾病的產生，與血清中鋅、硒等微量元素的含量有著聯繫。

　　所以，對於老年人來講，也應該適量的補充一定量的微量元素。這樣，不僅有助於身體的健康，還有利於防止某些疾病的侵襲。

　　給老年人補充一定量的錳元素，可以防治動脈硬化這種疾病，也有助於延緩人體的衰老。因為，錳可以使身體中的酶保持活性，也有抗氧化性，更是身體中多種酶的組成成分，譬如脯胺酸、蛋白酶、丙酮酸羧化酶等。

　　給老年人補充一定量的硒元素，可以有效地防止脂質的過氧反應，把自由基的不良作用降到最低，更可以有效地降低身體的衰老程度。

　　給老年人補充一定量的鋅元素，可以保持身體中多種酶的活性，尤其是 RNA 聚合酶的活性。如果鋅元素過少，DNA 的複製和修復功能也會降低，人體的衰老速度就會加快。鋅還有與鐵爭奪硫醇的作用。鐵元素與這種物質相互作用，會使自由基的作用加快，從而產生加速人體衰老的後果。而鋅與這種物質結合後，能降低這種反應發生的機率，從而達到延緩衰老。

　　老年人可以透過食補的方法來補充微量元素，這也是最佳的方法。藥補，也可以達到這種目的，但是最好是遵循醫師的建議，畢竟，藥物補充很可能會過量。

別忘記第七營養素

在我們的日常生活中，我們想擁有一種很健康的飲食，來保證我們攝取的營養物質足以供給自身一天活動的需要，保證自己的身體健康。但是，我們往往都忽略了一種極為平常的營養物質，在平時，我們通常都會叫它 —— 第七營養素。那麼，第七營養素到底是什麼呢？吃什麼才能充分地補充它？

第七營養素是在營養素裡面占第七位的膳食纖維。這種膳食纖維在蔬菜和水果中的含量是極高的，尤其是碗豆、小扁豆、馬鈴薯、玉米、韭菜、芹菜這些蔬菜中，纖維的含量是極其可觀的。這些纖維，在我們的身體中發揮著重要的作用。下面，我們來了解一下它到底有什麼作用。

纖維不僅能疏通大小便，清潔身體的內部，它還對冠狀動脈心臟病、糖尿病和膽結石有預防作用。可以增強身體中的免疫系統功能，降低膽固醇和血壓，降低胰島素和三酸甘油酯，能協調身體中的荷爾蒙，對因荷爾蒙產生的癌症也會有治療效果。

膳食纖維分為可溶性膳食纖維和非可溶性膳食纖維。接著我們來了解一下，各種蔬菜中每一百克中所含的膳食纖維有多少。

在茯苓裡面含有 81 克膳食纖維；在山楂中含有 50 克膳食纖維；在竹蓀中含有 46 克膳食纖維；在辣椒粉中含有 44 克膳

食纖維；在高良薑中含有 43 克膳食纖維；在八角中含有 43 克膳食纖維；在辣椒中含有 42 克膳食纖維；在海帶芽中含有 41 克膳食纖維；在甘草中含有 39 克膳食纖維；在羅漢果中含有 39 克膳食纖維；在藿香中含有 38 克膳食纖維；在咖哩中含有 37 克膳食纖維；在萊菔子中含有 36 克膳食纖維；在乾松茸中含有 35 克膳食纖維；在乾髮菜中含有 35 克膳食纖維；在茴香籽中含有 34 克膳食纖維；在茴香粉中含有 34 克膳食纖維；在乾香菇中含有 32 克膳食纖維；在銀耳中含有 30 克膳食纖維；在木耳（乾）中含有 30 克膳食纖維；在花椒粉中含有 29 克膳食纖維；在花椒中含有 29 克膳食纖維；在砂仁中含有 29 克膳食纖維；在梅乾菜中含有 27 克膳食纖維；在芥菜中含有 27 克膳食纖維；在紫菜中含有 22 克膳食纖維；在石頭菇中含有 22 克膳食纖維；在蘑菇中含有 21 克膳食纖維；在陳皮中含有 21 克膳食纖維；在冬蟲夏草中含有 20 克膳食纖維；在黃金菇中含有 18 克膳食纖維；在松子中含有 12 克膳食纖維；在海帶中含 11 克膳食纖維；在乾燥竹筍中含有 11 克膳食纖維；在小麥中含有 11 克膳食纖維；在掐不齊（一種中藥）中含有 11 克膳食纖維等等。

　　所以，對於人類身體來講，多吃一些含有豐富的膳食纖維的食物是十分有益的。不僅能促進人體內消化系統的健康，還能抵抗某些疾病。因此，在飲食過程中，千萬別忘記第七營養素。

鈣的問題也不能輕視

現在，人們越來越關心身體的健康，希望疾病可以遠離我們，希望自己可以有一個完好的生活。我們每天都在補充著各式各樣的營養物質，鈣是最為普遍的一種。這是正確的做法。鈣的問題，確實是不能忽視的。

對於兒童來講，缺鈣會對自身的成長造成嚴重的影響。不僅會影響孩子的生長發育，嚴重時會導致兒童佝僂病、「X」和「O」型腿。對於青少年來講，缺鈣也會有嚴重的影響。在身體上會出現成長慢、精力不集中、易過敏、易感冒、偏食煩躁、易疲倦的狀況，缺鈣也會使眼球失去彈性，會造成假性近視的後果。缺鈣對孕婦及哺乳期婦女造成的影響更為廣大。對於一個女人來說，一生都應該補鈣，年輕時身體發育需要補鈣，而孕產婦、哺乳期婦女缺鈣將直接影響到孩子和母親兩個人的健康。還有就是老年人的缺鈣問題。缺少鈣質，會加快老人的衰老速度，影響晚年身體的健康，嚴重者會使老人的骨骼受到影響。透過科學研究，已經可以證明高血壓、動脈硬化、糖尿病、心率紊亂都與缺少鈣元素有關係。

其實，補鈣是有很多細節需要注意的。千萬不能走進補鈣的陷阱。首先，我們應該經由食補來補充我們的鈣元素。在天然食物中牛奶每 100 克含鈣 100～120 毫克，鋁箔包牛奶中含鈣約為 240～280 毫克，而且容易被人體吸收，是我們最理

想的鈣源。當然，在豆類尤其是大豆這一類食品中，也含有鈣質。而在魚蝦蟹這些海鮮中，鈣的含量是最豐富的，在禽蛋、肉類，榛果、花生、芝麻、海帶、木耳、香菇等都含有鈣元素。

在補鈣的時候，我們要清楚哪種補鈣方法是適宜的。補鈣方法中，食物補鈣是最佳的。這種方式不僅有利於身體中鈣質的吸收，對於腸胃也是有利的，不會對身體造成不必要的負擔。

這樣補鈣不合理

對於補鈣，是有科學的。但有的人並不了解補鈣的科學，那麼，有哪些不合理的補鈣方法呢？

有一些人懂得自己或是家人應該經常補鈣，也有一些人會經常吃一些補鈣藥物或是食物。但是，在食物中應該如何促進鈣元素的消化吸收，卻不是所有人都了解的。很多時候一時大意，就把自己帶進補鈣的迷思，選擇了錯誤的飲食，就會造成鈣元素的流失。

有一些人，相信喝了大骨湯就不會再缺鈣，認為這是一種補鈣的最佳方法。但是，大家可能不知道，骨頭中的鈣物質是不會輕易溶在湯裡面的。有人曾做過這樣的實驗，用高壓鍋蒸煮一塊骨頭，兩小時之後，在骨骼中的脂質這一類物質都浮現在水面上了，但在湯中發現的鈣元素卻是十分微小的。想藉由大骨湯來補充鈣元素也不是不可能，但是要用正確的方法。在

湯裡面倒進半碗醋，再用小火燉煮一到二小時。但是應該注意的是，在燉湯的時候，最好不要用高壓鍋，更不能用鋁製品。

　　還有一些人相信豆漿是高鈣食品，其實，這也是一種迷思。有些營養師確實說過，對於那些不能飲用牛奶的人，豆漿是可以用來代替牛奶的。在其他方面，豆漿確實是一種極佳的飲品，但在補充鈣元素上卻不是。豆漿的含鈣量是絕對比不上牛奶的。在豆類裡，鈣元素的含量確實不低，但是，在磨制豆漿的時候，在豆漿中加入的水卻把鈣稀釋了，所以，在豆漿裡面，含鈣量就沒有那麼充足了。

　　除此之外，還有很多人認為，吃牛肉對於骨骼來講，是十分有利的。但事實上吃牛肉很多的人並不是含鈣量很高，甚至缺鈣很嚴重。這是什麼原因呢？其實，牛肉中本來就含鈣量較低。在肉裡面，磷元素、硫元素和氯元素較多。它們讓血液呈現酸性。身體中為了平衡酸鹼度，就不得不用鈣元素來中和這一部分酸性。這樣就會造成身體中鈣元素的流失，鈣元素的吸收程度就會降低。因此，這種補鈣方法是錯誤的。

　　在現在的社會上，很多人認為只要是海產，含鈣量就一定會很大。所以，就會有人以吃海帶這種方法，來補充身體中的鈣物質。海帶中的鈣是很多，但是，只有在乾海帶中含鈣量才是可觀的。乾海帶一旦接觸水，含鈣量就會大量的降低。而且，在海帶裡面，有很多的可溶性纖維，這會嚴重影響海帶中鈣元素的吸收。

　　以上，就是存在我們生活中的補鈣迷思。了解這些迷思，在補鈣的時候，我們就可以避免這些不應該出現的錯誤，還要根據不同的人生階段，不同的生活環境來制定相應的策略，最好詢問醫生的建議。只有這樣才不會讓鈣元素白白的流失。只有加強了鈣元素的吸收和利用，才能擁有好骨骼，才能擁有一個健康的身體。

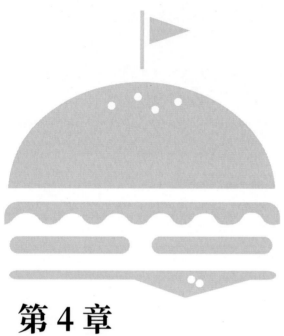

第 4 章
如此飲食不合理

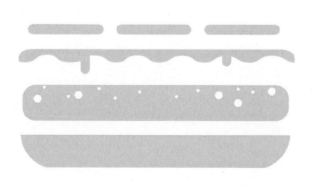

不合理的時髦飲食法

現在，生活進步了，科技發達了，很多人開始追逐時尚。這些人認為，時尚是一種象徵，象徵自己的物質生活。少了這種時尚，就會比別人少一些什麼，就會比別人差了很多。即使是在飲食上，這些人也在追逐著時尚。但是，這種做法對於健康，是有害的。時髦的飲食方法，卻不一定是健康的，更不一定是科學的。那麼，不合理的飲食方法有哪些呢？

有的人喜歡在葡萄酒中加入一些雪碧來追逐時髦。其實在酒吧或餐廳，常常可以注意到有的人用雪碧和紅酒相互摻雜，然後一起飲用。葡萄酒 —— 特別是進口的葡萄酒 —— 味道有一些乾澀，不過，在加入雪碧之後就可以讓更多的人喝這種飲品。但是，這種喝法是錯誤的。對於含有酒精的酒品來講，最好不要和碳酸飲料一起喝，否則，會對腸胃有很大的傷害。

對於飲酒後喝濃茶這種做法，也是有待商榷的。有的人認為飲酒後喝濃茶可以解酒。但是，在酒中的乙醇要隨著血液循環到肝臟中，轉化成乙醛再變為乙酸，最後分解成水和二氧化碳，經腎臟排到體外之後，才能算是正常的運轉。但是在濃茶中的某種物質有利尿作用，這樣就會促使尚未轉化成乙酸的乙醛進入腎臟，而乙醛對於身體是有傷害的。除此之外，茶中的某種物質對也會阻礙身體對微量元素的吸收。所以，這種做法也不可取的，有害健康。

咖啡對於人來講，有提高身體神經系統的興奮性的作用，這幾乎是每一個人都知道的。這是因為在咖啡中，有一種分子結構與人體中一種可以抑制神經衝動的化學物質的分子結構非常接近。但是，對於工作性質不一樣的人來說，喝咖啡也會產生不同的效果。如果是需要長時間集中注意力來應付簡單工作的人，喝咖啡能夠使大腦產生興奮，有利於工作效率的提高。而對於工作十分複雜、需要短期記憶的人來說，喝咖啡就不適合。這種飲品會使他們感到極其興奮，但是這種效果持續不了太長的時間，就會使身體產生疲憊不堪的感覺。

還有的人喜歡生吃一種食物 ——「醉蝦」。對於我們來講，蝦是一種營養豐富的海鮮類食品，有很多人為了追求時髦會把生蝦在酒裡沾一下就食用。這些人認為這樣的吃法，蝦會比較新鮮。其實，這種吃法對身體來講是不好的。蝦體上一般會有一些肝吸蟲的囊蚴，這樣食用的話，就會在身體中寄生這些微生物，對於身體來講，是極其不健康的。

在現在的生活中，時髦的吃法固然不錯，但是，要注意身體的健康。不正確的飲食方法對於身體來講，就是一種負擔。會給身體帶來嚴重的後果，是不應該的。因此，不要刻意追求這樣的生活，健康的身體才是最重要的。

這些食物不能空腹食用

很多的食物是不能一起食用的，一起食用就會給身體造成很多不必要的損傷。有些食物一起食用還會造成中毒的反應。所以，對於飲食來講，我們一定要注意什麼東西是不能一起食用的，什麼食物是不能空腹食用的。對於不能一起食用的食物，在前面幾章已經做了介紹。那麼，不能空腹食用的食物有哪些呢？

首先，番茄是不能空腹大量食用的。在這種食物中，果膠、柿膠酚等物質是大量存在於果實中的，這些物質很容易與胃酸發生化學作用，固化成不容易溶解的某種物質。這些物質可以把胃的出口 —— 幽門堵塞，讓胃產生不舒適的感覺，甚至會有胃脹、胃痛的後果。

對於柿子這種食物來講，因為在柿子中含有柿膠酚、果膠、單寧酸和鞣紅等成分，所以它具有收斂作用。在空腹時食用這種物質，會給胃部帶來不適，會對胃產生損傷。這些物質凝結成的小硬塊是可以透過排泄作用排出體外的，但是，在胃中凝結成大的硬塊，就不能排出體外，在中醫裡稱為「胃柿石症」。

當然，香蕉也是不能空腹大量食用的。香蕉含有大量的鎂元素，在空腹的狀態下，吃過多的香蕉，就會使身體中的鎂元素驟然升高，會抑制心血管對於身體產生的作用，增加身體

的負擔。

　　在橘子中含有大量糖分和有機酸，空腹時吃太多橘子，也會刺激胃黏膜，對胃部造成損傷。

　　山楂具有行氣消食作用，但如果是在空腹的狀態下過多食用，不僅耗氣，而且會增加飢餓感，對胃也會產生刺激。

　　空腹時吃甘蔗或荔枝也要注意量的限制，吃的過多，會因體內突然滲入過量的糖分而使細胞中的水分消耗過大，致使身體發生「高滲性昏迷」。

　　糖是一種極易被消化吸收的食品，在空腹的狀態下食用大量的糖，人體在相當短的時間裡無法分泌足夠的胰島素來平衡血糖，這樣就會使血液中的血糖驟然升高而無法控制，容易導致眼疾。更重要的是，糖是一種酸性食物，吃的過多，對於身體中的酸鹼平衡也是有影響的，對身體來講，也是一種傷害。

　　白薯也是不能空腹過多食用的一種食物。在白薯中含有一定量的單寧酸和膠質，這種物質會刺激胃，使胃產生更多的胃酸。這樣，胃的負擔就會加重。

　　除此之外，還有一些東西也是不能空腹過多食用的，尤其是患有某些疾病的人，譬如，優酪乳、豆漿、茶等。除了飲食搭配以外，我們還要注意不能空腹食用的食物。只有多方注意，我們才能更好地保護好我們的胃，才能擁有更加完美的健康生活。

僅吃單色蔬果不可取

　　我們會選擇綠色的蔬菜和顏色鮮豔的水果，來保證自己一天中攝取的維他命等營養物質足夠。但是，你有沒有注意過你吃的蔬菜和水果的顏色呢？有些人喜歡某種顏色，就會專門挑選這種顏色的蔬菜和水果來吃。其實，這種做法並不妥當。

　　一直堅持吃一種顏色的水果、蔬菜，不進行更換，在心中可能會想，水果、蔬菜中的營養物質已經進入到我的身體中了，已經不缺乏營養物質了。但長時間吃同種顏色的蔬菜和水果，會讓身體攝取的營養成分呈現不均勻的狀態，造成缺乏某種營養素的營養不良狀況。如果是看到其他顏色的水果或是蔬菜感覺難以下嚥，可以轉移一下自己的注意力，改變一下吃法。可以把蔬菜和水果蒸煮之後再吃，或是改變烹飪方法，如此一來，挑戰一下自己的創造力，也可以調節自己只吃單一顏色的蔬菜和水果的狀態。

　　對於不同顏色的水果和蔬菜，我們也要留意。有些食物不能相互搭配一起食用。在顏色上，不能夠只吃單一的顏色，但在進行食物搭配的時候，我們最該注意的是營養均衡的問題。只有營養處於均衡的狀態，我們的身體才能健康，才能把一天的生活和工作處理好。

啤酒不一定適合你

　　啤酒，是在炎熱的夏季裡是很多人喜歡的飲品。在炎熱的夏天，喝上一瓶冰鎮的啤酒，絕對是一種享受。但是，你了解啤酒的作用嗎？

　　啤酒對於人體有很多的好處。它除了可以在朋友們一起吃飯的時候助興以外，還有很多的生理作用。

　　首先，利尿就是其中的一種。經過研究發現，啤酒的利尿功能除了歸功於酒精的作用之外，與啤酒發酵後的產物也有關係。最重要的是，這種發酵後的產物，還有助於治療有關尿道一類的疾病。

　　其次，啤酒對於胃部也有幫助。它可以促進胃部分泌一定量的胃液，而這種作用的產生主要是靠酒精，可以促進食慾的增加。

　　對於某些腎功能和心臟有一些問題的人來講，喝少量的啤酒有助於身體的健康。因為這種病症的人不能飲用大量的白酒、烈酒，也不能吃過量的鈉鹽。長時間攝取的熱量不足，會給身體造成負擔。但是，適量地飲用啤酒，就可以緩解身體攝取營養物質不足的狀況，還可以防止膽固醇在身體中的堆積殘留。

　　此外，啤酒對於結石這種病症也有療效，對於緩解神經的緊張也有作用。因此，啤酒是一種對於人的身體有好處的飲

品。但是，這種飲品並不適合每一個人。

　　對於正在吃藥的病人來講，啤酒不是應該選擇的飲品。在啤酒中，有一些物質，會在藥物的作用下堆積，久而久之，會給人體造成血壓升高、心律不整、頭痛等症狀。更嚴重的，還會產生昏迷不醒的狀況。

　　在啤酒中，含有的熱量是很高的，又能促進食慾的產生。長期飲用啤酒，就會造成身體中脂肪的堆積，使人更加肥胖。因此，身體肥胖的人，不太適合喝啤酒。

　　正處於哺乳期的女性，也不適宜飲用啤酒。一般的啤酒，都是用小麥這種物質經過發酵等過程製作而成的。但是，小麥有抑制產生乳汁的作用，使身體中的奶水分泌不足。所以，哺乳期的女性，也不適宜喝啤酒。

　　對於患有痛風的人來講，啤酒也不是一種好東西。在痛風患者的體內，有一種物質是極高的，而啤酒中這種物質的含量也是可觀的，這種物質就是 —— 嘌呤類化合物。這樣的話，飲用啤酒，就會增加血液中的尿酸，對於痛風患者來講不是一種好現象。

　　患有肝炎的人，啤酒也是應該注意的。對於這種病人來講，肝臟的解毒功能會受到影響，因為啤酒中含有酒精，會對肝臟有危害，不利於這一類人的身體健康。

　　對於消化系統有疾病的人而言，也不適合喝太多啤酒。身體在正常的時間裡，胃部可以分泌前列腺素 E 這種物質，保護

胃黏膜的正常運轉。但是，消化系統有不適症狀的時候，身體中的這種分泌功能會出現阻礙，這種物質的分泌就會減少。這個時間，病人如果飲用大量的啤酒，就會使消化系統的功能更加降低，還會誘發其他的疾病，例如胃炎、十二指腸潰瘍、胃部穿孔等。

當然，酒精過敏的人更加要遠離啤酒，因為，它畢竟是一種酒。酒精的含量即使小，也會引發反應。

對於啤酒這種物質，雖然它對於大多數人都有益處，但是，對於特定族群來講卻是不利於身體健康的。

動物肝臟別亂吃

動物的肝臟是我們日常飲食的一部分。人們認為，動物的肝臟含有蛋白質、脂質、維他命、膽固醇等營養物質，對於孩子的生長發育和維持我們的日常健康都有好處。除此之外，食用動物的肝臟對於人體的某些疾病有作用，譬如眼角膜乾燥、輕微夜盲症、角膜炎等。這些病因主要都是維他命 A 缺乏導致的，動物的肝臟含有的相關成分可以補充這種物質。

肝臟是一種解毒器官。對於人類和動物來講，解毒都是依靠肝臟來完成的。它的過程大致是處理、排泄、轉化、結合。所以，在動物的肝臟中，多多少少會殘留一些毒素。而且，肝臟是重要的免疫器官之一，它可以產生很多的激素、抗體、免

疫細胞等。但是，這些物質對於除了自身以外的生物 —— 也就是人體都是有毒的。有些動物的身體組織發生病變時，也會使肝臟腫大，產生瘀血。但是，我們知道，無論是哪種動物，包含人類的肝臟，儲血量都是很大的。所以，這個時候，就會有很多的病毒和細菌隨著血液，寄生到肝臟這種部位，在肝臟內繁殖。此外，動物的肝臟也是很容易產生病症的，譬如，肝炎、肝硬化、肝癌等疾病。所以，即使動物的肝臟有很高的營養價值，食用的時候也要注意。

首先，我們要選擇健康的動物肝臟。有瘀血痕跡、有腫塊、很乾硬或是血管有明顯擴張的肝臟都不是我們應該選擇的肝臟，都有可能是病態的肝臟，不宜食用。

選擇完健康的肝臟之後，也要徹底清除掉肝臟內的有毒物質之後再進行烹調。一般來講，對於動物的肝臟，要浸泡在清水中三到四個小時，徹底清除掉肝臟中的瘀血，再進行烹調。在進行烹調的時候，要注意充分加熱，使它熟透，不可以食用半生不熟的動物肝臟。

在吃動物的肝臟的時候，一定要注意魚類的肝臟，魚類的肝臟容易使人中毒。一般來講，在銷售魚類這種產品時，魚的肝臟都是應該在出售之前就除去的，為的就是減少中毒事件的發生。因為，大型魚產品中的肝臟的毒素是更大的。

還有，在動物的肝臟中含有豐富的膽固醇。所以，對於身體中有因為膽固醇含量過高所引起的疾病，譬如，高血脂症、

動脈粥狀硬化、冠狀動脈心臟病及動脈硬化等疾病，這樣的患者不應該吃動物的肝臟。因為這類患者長期吃動物的肝臟，會使病情加重。

　　綜合以上，動物的肝臟即使對於身體有很多的好處，食用時我們也要慎重一點。

這樣吃零食才是正確的

　　對於零食，大部分人都很喜歡，但是，很多人需要保持身材，只能望而卻步。其實，零食的吃法是有學問的。不好的吃法，會對身體造成一些損害，對健康也是一種傷害。那麼，為我們應該怎樣吃零食呢？

　　首先來講，吃零食是要遵守份量的。比如起司蛋糕或慕絲蛋糕之類的高熱量的蛋糕甜點，如果想吃的話，可以稍微吃一些。因為，這種甜點的熱量是很高的。這樣的高熱量的物質，每個星期最好只吃一兩次，每一次的份量也應該有限制。

　　其次，零食需要用心挑選。並不是每一種甜食都會使食用者的身體變胖。在我們的日常生活中，也有一些甜點是健康而富有營養的。就像含糖的豆漿可以為身體提供一些鈣質；在紅豆沙、綠豆沙或是地瓜糖水中也含有極其豐富的纖維素，可以促進身體的消化功能等。所以，並不是每一種甜點都是身體發胖的最終殺手，也有一些甜點有利於我們身體的健康。

　　零食可以作為餐前的食物，為我們的飲食做一個小小的鋪墊。我們經常會擔心自己吃零食沒有節制，看到零食就會控制不住嘴巴。那麼，我們不妨用以下的方法，來減少零食對自己的吸引力。我們可以把零食放在餐前來食用。這樣的話，因為還要在正餐的時間吃東西，我們就會有意識地減少零食的食用量。在吃了一些零食之後，最好再喝一些水，這可以使自己的肚子有一種吃飽的感覺，還可以沖淡嘴裡的味道，用來降低零食對自己的誘惑，提醒自己不要吃得太多。

　　作為零食，還需要我們慢慢品嘗。這樣，不僅有助於我們的消化，還對我們減少食用這種零食有幫助。慢慢地吃，還是不會使身體發胖的一種很好的方法。

　　所以，對於零食這種東西，我們如果克制不住自己，想讓自己的嘴巴嘗嘗鮮，不妨嘗試一下這幾種方法。正確對待零食，才能使吃零食成為一種十分健康有益的生活習慣。

伴侶食品不能忽視

　　生活中，我們經常能聽到別人提及「伴侶食品」這個名詞，但是，我們了解什麼是「伴侶食品」嗎？其實，「伴侶食品」就是使某些能夠食用的食物相互搭配，使其中的營養物質可以相互地配合在一起，達到互補的作用，從而防治病痛，強身健體。那麼，主要的「伴侶食品」有哪些呢？下面，我們就來了

解一下。

首先來講，豬肝和菠菜就是一種很好的搭配。豬肝和菠菜都是補血的優良食材，且是葷素搭配，這種「伴侶食品」是極佳的治療貧血的食物搭配。

其次，就是牛肉和馬鈴薯這種搭配。對於牛肉這種食物，它的營養價值是很高，還有使脾胃健康的作用。但是牛肉是相當粗糙的，大量地食用這種食物，就會刺激胃黏膜。所以，需要用馬鈴薯和牛肉一起煮燉，這樣就可以保護胃黏膜，使胃受到的損害降低。

海帶和豆腐也是一種絕佳的搭配。豆腐營養豐富，它所含有的某種物質能促進食物中的碘元素的排出，讓碘元素被人體吸收。在海帶中則含有大量的碘元素，這兩種食物一起食用，就可以增加營養素的吸收功效。

當然，羊肉和生薑也是一種很好的組合。羊肉可以取暖，生薑對於驅寒保暖也有作用，它們兩個組合在一起，對於治療外寒腹痛，傷風感冒有療效。

雞肉和栗子也是一種很好的組合。雞肉對於脾有很好的幫助，可以促進造血，栗子對於脾功能也有輔助作用，這兩種食物相互搭配食用，有助於身體對於雞肉中的營養物質的吸收，造血這方面的身體機能也會有所提高。

鴨肉和山藥也是一種不錯的組合。這種搭配的好處有很多，不僅可以滋陰補氣，還有化痰止咳、消除發炎症狀的功

能。而在補充陰氣這方面，山藥的作用更加突出。兩種食物一起吃，還可以消除油膩感，對於肺部也有滋補的效果。

百合和蛋也是一種很好的組合。百合是一種較為清淡的食物，可以化去濃痰、補充腎氣、增加血氣，而對於蛋來講，可以補充身體中的陰氣。這兩種食物一起食用，可以產生養陰潤燥、清心安神的作用。

當然，水果和肉類也是一種不錯的搭配。在水果中，存在大量的維他命，還有鉀鹽和鈉鹽，這樣就會讓我們身體中的鹽分保持良好平衡，但是是稍微偏鹼的。相對來講，肉類中有酸性物質，會使身體中有微酸的現象。兩者同時食用，會使身體中的血液保持穩定狀態，有利於身體的健康。

這些就是我們日常飲食中的伴侶食品。在我們的日常飲食中，如果我們可以做到注意一些食物的相互搭配，就可以使我們的身體更加健康。

不宜放味精的菜餚

一談到飲食，我們就會想到食物的味道。但是食物的味道，除了食材本身的味道之外，調味料也占據重要地位。鹽，可以增加食物中的鹹味；醬油，除了增加食物中的鹹味以外，還可以改變食物的顏色。這些，只是一小部分的作用。

我們日常生活中食用的味精，有的人會稱它為味素，主要

的成分是麩胺酸鈉。麩胺酸鈉這個化學物質，當環境中的溫度高於攝氏一百度，且味精在這種環境中所留存的時間大於半小時的時候，就會有少量的麩胺酸鈉變異，產生一種叫做焦麩胺酸鈉的物質。這是一種變異後產生的物質，對於人體有不好的影響。味精的保存也是有原則的。在鹼性環境中的麩胺酸鈉會發生反應，生成麩胺酸二鈉這種化學物質。所以，即使味精是一種常見的食物調味品，也要斟酌食用，以確保我們的健康不會受到影響。

那麼，對於味精這種與平常的調味品不一樣的調味料，我們就需要了解有哪些菜餚是不宜放味精的。

首先，餡料中是不應該放入味精的。有些人在包餃子、做春捲的時候，也會在餡裡放入一些味精。但這種做法是有危害的。味精進入餡料中，就會隨著食物進入鍋裡，經過烹調的過程，—— 基本上都是在較高的溫度下完成的 —— 這種高溫的環境，就會使味精產生一種叫做焦麩胺酸鈉的有毒物質，從而危害我們的健康。所以，要做成餡料的東西，最好不要放味精。當然，在炒菜的時候，也要在菜即將要出鍋的時候放味精，這樣才會發揮出味精的效果和作用。

對於味精來講，要想發揮出味精的鮮味的效果，最好是在鹹味為主的菜餚中加入。而在甜味的食物中放入味精這種調味品，不僅不能達到增加鮮味的效果，還會使甜味這種本來的味道受到壓制，並且會產生一股非甜非鮮的味道。所以，雞茸玉

米羹、香甜芋茸、白糖番茄等甜菜餚中就不能加入味精。

在含有肉類的菜餚中是不用加入味精的。在各式各樣的肉類中本來就有一定含量的麩胺酸，在炒菜的時候也都會放食鹽，食鹽中含有一定量的鈉鹽，與肉類中的麩胺酸相互作用，就會生成麩胺酸鈉這種有利於增加食物鮮美的物質。所以，在含有肉類的菜餚中，沒有必要放味精。除了肉類，還有一些食物中也沒有必要加入味精，如蛋、蘑菇、茭白、海鮮等。

在放入了一定含量的醋的菜餚中，也是不能加入味精的。在酸性環境中，味精不容易溶解，而且，醋放的越多，味精的溶解量越低，味精所產生的增加鮮味的效果就會越差。所以，在放醋稍多的食物中，味精就不要再放了。這樣的菜餚有糖醋里肌、醋溜白菜等。

在涼拌菜中，味精也是不適宜使用的。味精發揮自己的功效也是有溫度限制的，這種溫度一定要保證在攝氏 80 ～ 100度，這樣味精才能發揮提高食物鮮味的作用。對於涼菜來講，它的溫度較低，味精很難發揮作用，甚至很難溶解，就會依附在食物的表層，不僅會損傷口感，還會使食物的味道發生改變。如果在涼菜中很想放置味精來提高食物的鮮度，可以用適宜溫度的熱水把味精溶解後，再放入涼菜中。

你被濃豔食品誘惑過嗎

現在，有很多人喜歡顏色鮮豔的食物。我們都喜歡吃好看的食物。在我們的意識中，自然而然地就會認為，顏色好看的食物會在口感上比顏色不好看，或是看起來乾巴巴的食物。當然，這是我們潛意識裡的認知。但是，這種潛意識告訴我們的資訊是不正確的。濃豔的食物不一定就是健康的食物，很有可能會對我們的身體健康造成影響。

那麼，大家知道為什麼有些食物的顏色會有很鮮豔的感覺嗎？這是因為，在這些食物中添加了色素。很多的孩子會出現任性、易激動的症狀，而且有時候會出現一些偏激行為，這些行為的產生除家庭教育的原因以外，與添加了食用色素的食品也有著關係。

有些廠家為了使自己生產的食品有美觀、可口和便於保存的效果，就會在食品製作的過程中，添加一種或是幾種食品添加劑。食品添加劑的種類有很多種，作用也是不一樣的。有的食品添加劑可以使食品的外觀產生好的效果，譬如著色劑；有的食品添加劑可以使食品的變質時間得到推遲，如防腐劑和抗氧化劑；有的食品添加劑可以改善食品的品質，如甜味劑、保鮮劑、酸味劑、抗結劑和香精等。當然，關於食品添加劑的使用規則，也是有法律的限制。

但是，有些商家為了得到暴利，吸引消費者，就會把自己

的商品塗抹得更加鮮豔。就像我們日常生活中五彩的奶油蛋糕、各種顏色的糖果和甜點、各種顏色的飲料和冰棒等,為了賺到更多的錢財,獲得更多的利潤,有很多食品的色素含量超過了規定標準,使自己的產品得到很好的視覺效果。但大家可能不知道,作為色素使用時,產生的視覺效果越好,就會對我們的身體產生越不好的影響。

其實,對於天然的色素來講,這種物質對我們的身體是沒有多少危害的。雖然這種天然的色素對我們的身體沒有害處,但經過加工之後,雖然會有鮮豔的色彩,卻多數含有毒性或是會產生某種副作用。就像胭脂紅、檸檬黃、日落黃、天藍等合成的色素,即使他們是被公認的低毒性的合成色素,在我們的食品中可以使用的含量仍然很少量,大量食用這種色素,就會對身體產生毒副作用。尤其是對於年少的孩子來講,因為正處於成長發育的階段,身體機能和各個器官都還不成熟,食用這種含有毒素的東西之後,身體對於這種有毒物質的處理沒有成年人快,就會造成毒素在身體中累積的症狀。所以,孩子更應該遠離色素這種不健康的東西。

除此之外,還有一部分的不法商家用市售的彩色紙洗下的色素給食品著色;將白薯乾塗上紅色染料冒充果脯出售,或將白薯粉添加綠色的色素,製成綠色鮮豔的甜點;或自己配製形形色色的清涼飲料銷售。所以,人們在選購食品時一定要注意,不要被某些食品的濃豔外表所誘惑。對於顏色鮮豔的食

物，一定要謹慎選擇。

盡量少吃使人疲倦的食物

我們需要有激情飽滿的生活狀態。但在現實的生活中，我們無法保證自己每一天都會擁有這樣飽滿的精神。原因有兩個，一個是自己的正常的生理反應，另一個就是我們的飲食上出現了一些差錯。那麼，什麼樣的食物在我們食用之後會使自己產生疲倦呢？

首先為大家介紹的就是大量含有色胺酸的食物，會使人產生疲倦。我們對於色胺酸可能有點陌生。但如果說胺基酸，大家就不會有那麼多不熟悉的感覺。其實，色胺酸是人體所必需的胺基酸當中的一種，是組成蛋白質的一種極其重要的物質。它具有促進分泌血清素的作用。但是，血清素的作用又是什麼呢？其實，它是用來抑制大腦活動的。

如果我們在日常生活中，食用了含有大量色胺酸的食物，我們的身體就會因血清中含有大量的血清素而使我們的大腦運作變得緩慢，表現出睡意和疲倦的感覺。含有色胺酸較多的食物有小米、牛奶、香菇、葵花子、海蟹、黑芝麻、黃豆、瓜子、肉鬆、油豆腐、蛋等。其實，什麼食物都是有雙面性的。當自己的睡眠的品質降低，就可以稍微多吃一些這類食物，有助於提高自己的睡眠品質。

　　還有一類食物也是可以使人產生疲倦的。這種食物就是海鮮類。海鮮類的食品與味精有著一樣的成分，就是麩胺酸。麩胺酸在進行消化時，會分解出一部分對神經產生抑制作用的物質，這種物質會使人產生疲倦的感覺。

　　我們生活的每一天都要從外界獲取熱量。如果我們只吃一些含熱量較少的食物，就會使自己身體中的熱量減少，也會使人出現一些疲倦的症狀。缺乏熱量會使大腦不能正常地進行思考活動。有些人為了保持身材，就會減少熱量的攝取，這樣做，就會造成身體中熱量的不足，大腦的思考能力就會下降。時間稍微長一些，就會出現疲倦的狀態。

　　還有一些碳酸飲料也會使我們的身體出現疲倦感。在我們進行大量的運動之後，尤其是稍微激烈一些的運動，身體中就會累積一定含量的乳酸，碳酸飲料是酸性的，運動後再喝酸性的碳酸飲料，就會使我們身體中的 pH 值更低。這個時候，身體為了調節自己的 pH 值，就會產生一些疲倦感。所以，這時我們應該吃些鹼性的食物。

　　在我們進食的過程中，實際上是不應該吃得過飽的。吃得過飽，就會使人產生疲倦的感覺。有一些人是不重視早餐的，甚至會養成長期不吃早餐的習慣。這時候，人到了中午，就會有一種極餓的感覺，就會讓自己吃得更多。但是，吃完之後，就會感到疲倦。這是因為，吃了大量的食物，腸胃的消化吸收就會有一些負擔，需要一部分的血液來支援消化。腦部的血液

就會因為此原因進入到胃裡，使人產生昏昏欲睡的感覺。

第二部分
均衡飲食結構益處多多

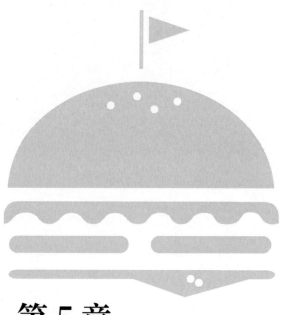

第5章
飲食平衡才有健康

為什麼要飲食搭配

隨著飲食越來越得到重視，我們對於飲食的各種要求和認識也在不斷地增強。於是，我們開始想，飲食的平衡應該如何做到？我們日常的飲食是否達到了我們身體的需求？攝取的營養物質是否超過了身體需求？攝取的營養物質的種類有沒有不足？攝取營養物質的量有沒有達到應該的量？這些，都是我們在一天的生活中所關心的問題。但是，我們需要怎樣去解決這些問題呢？接著我們就來了解一下，我們到底為什麼要做到飲食搭配？

其實，處理好飲食搭配，只是為了讓我們的身體更加健康，保證我們的身體能夠在日常的生活中為我們的競爭以及生活握提供良好的條件，不至於使身體健康成為競爭或生活中的不利因素。那麼，飲食搭配對於身體來講，到底有什麼好處呢？

首先，有利於我們均衡攝取營養物質。飲食搭配是很重要的。食物種類的多樣性，進食量的合理性，都是很重要的面向，對於營養物質的組成是有很大的幫助的。好的搭配，可使我們攝取的蛋白質、醣類、脂質、礦物質等各種營養素符合我們身體的要求，從而保持健康。

其次，飲食搭配還可以在營養方面互補。飲食的科學搭配，主要是各種食物在葷素、粗細等方面的搭配問題。如果搭

配均勻的話，可以使每一種食物都發揮自己的營養價值。蛋白質、礦物質、脂質、醣類等物質的攝取，就會符合身體上的需求，不會讓自己的身體攝取的營養物質的種類和含量成為困擾。

合理的飲食搭配，還可以提高食物的營養價值。食物的營養價值主要是看食物中的營養物質與我們的身體所需是否符合。符合的程度越高，這種食物的營養價值就會越高。而飲食的搭配所解決的正是食物的營養價值的問題。所以，我們需要飲食搭配來提高我們生活和飲食的品質，保證我們所攝取的營養物質的種類和含量保持在身體需要的水準上。

合理的飲食搭配也可以增進食物的協同作用。飲食的相互搭配如果可以順著食物的特性，一種食物可以幫助另一種食物的營養素在身體中快速地消化、吸收、利用，就會產生營養攝取完全，沒有浪費的良好狀態。

良好的飲食搭配不僅可以使食物發揮協同作用，還可以避免食物的相剋現象。每一種食物的化學性質、味道的特點、礦物質的含量，很有可能會產生相互抵制的狀況，甚至有些搭配會給我們的身體造成嚴重的傷害。所以，飲食的良好搭配，可以解決這一類的問題。

飲食的搭配，還可以讓食物變得美味。對各種食物的主料、副料、配菜進行組合，看重色、香、味等多層次風味，可以增加食物的視覺的效果，又提高我們的食慾，並且幫助食物的消化與吸收。

綜合以上，飲食的合理搭配可以使我們的身體保持在健康的水準上，對於我們的腸胃有幫助，對於我們的消化和吸收也有很好的作用。因此，我們需要平衡自己的飲食，需要科學的飲食搭配。

均衡飲食的調配原則

了解飲食的重要性，知道飲食搭配的重要作用，那麼我們就需要知道，怎樣去均衡飲食。均衡飲食是有原則的。那麼，什麼是飲食平衡原則呢？

飲食平衡的意思是說，在我們所吃的食物中含有的營養物質的種類是全面的，這種全面既包括營養素的種類，也包括營養素的數量和比例。只有保持這種生理和飲食之間的平衡，才能使飲食中的營養物質滿足我們身體日常的需求。

那麼，均衡飲食的調配原則有哪些呢？

首先，要使我們平時攝取的三大營養素，各自含量保持在合理的比例。這三大營養素分別是：醣類、蛋白質和脂肪。這三種物質在我們平時的飲食中所占有的含量是最大的，在代謝過程中也有著關係。所以，在均衡的飲食中，就應該使這三種營養物質的比例保持在相對穩定的狀態。在理想的情況下，如果飲食均衡，此時，這三種物質所占有的比例是：蛋白質的占有量為 10％到 15％，脂肪的占有量為 20％到 25％，醣類為

60%到 70%。

其次，要進食適量的醣類。醣類是三大營養素中的一種，即使這種物質對於我們的身體十分重要，也要充分攝取，不能過多或過少。醣類和澱粉的主要來源是穀類、根莖類和澱粉類的食物。但在我們的日常生活中，我們要避免過量食用這種物質，否則就會造成營養過剩的情況。

然後就是脂肪的攝取。脂肪攝取的方式主要是以食用油的方式攝取的。我們所了解的脂肪的主要的構成部分是飽和脂肪酸、單元不飽和脂肪酸和多元不飽和脂肪酸這幾類物質。但是，在均衡飲食中占有的比例應該是 1:1:1，只有這樣，才能保證攝取的營養物質是符合身體要求的。而且，對於食用油來講，最好是用植物油。

當然，蛋白質也應該是我們考慮的一部分。對於蛋白質，我們知道它是由很多種胺基酸組合而成的。我們日常攝取蛋白質的時候，不應該只攝取我們必需的胺基酸，還應該攝取一定量的非必需胺基酸。所以，對於胺基酸來講，應該每一種胺基酸算都應該攝取一些。成人每日攝取的蛋白質中，必需胺基酸應占 15%到 20%，兒童（10 到 12 歲）應占 33%，嬰兒應占 39%。

均衡飲食是一種對身體十分有益的生活方式。我們不只要對我們的生活負責，對我們的身體健康也應該負責。因此，我們必須做到飲食平衡，做到飲食健康。

均衡飲食的基本標準

　　均衡飲食並不是只有調配原則這麼一點基本的知識，它還有自己的標準。只有我們達到飲食均衡的標準，才能使自己的身體達到健康狀態，才能做到使自己在飲食中得到充分的營養物質。那麼，均衡飲食的標準是什麼呢？

　　首先就是食物中品種的多樣化。也就是 ── 食物的種類是齊全的，包括動物性的食物和植物性的食物。每一種單一的食物都無法完全滿足我們身體的需求。為了使一種食物的營養價值發揮作用，我們需要多種食物一起食用。只有這樣，才能滿足我們身體需要的含量。

　　其次，食物中的營養物質的比例適當。身體對於各種營養素的需要的量都有比例。在我們身體中的營養素的種類和數量之間都有著比例，還存在著相互之間的制約和配合。在一定狀況下，如果攝取的營養素的含量超過標準，不僅對人體沒有作用，還會損傷身體的器官或是組織。

　　在我們的日常飲食中，肉類的食物在身體中經過消化和吸收往往會呈現出酸性的狀態；而蔬菜和水果在身體中經過消化和吸收之後就會顯現出鹼性的狀態。在正常的狀態下，我們的身體中的血液和細胞液是呈現弱鹼性的。所以，我們為了保持身體中酸鹼度的正常，使身體在工作和生活中表現出很高的效率和耐力，免疫力很強的狀態，就要求我們對於肉類的食用盡

量少一些，對於蔬菜和水果稍微食用多一些，來保持我們身體的正常狀態。

當然，控制進食量，也是重要的一環。大家可能不了解，很多食物都是存在潛在毒性的，這種性質是每一種食物都存在的。但是，這種情況只有在食物的攝取量過多的時候才會出現。所以，對於食物來講，攝取的量一定要合適，過低時，會出現營養缺乏症狀；過高，可能會出現中毒的症狀。

均衡飲食金字塔

均衡飲食金字塔，實際上就是結合現代人飲食的實際狀況，把均衡飲食的原則具體化，便於人們在日常生活中實行。這是我們的日常生活中累積下來的經驗，我們把它製作成寶塔的形式，就會使人更加清楚地了解，如何維持飲食平衡。

首先，我們來了解一下飲食金字塔的相關結構。飲食金字塔一共有五層，包括我們每天應該食用的主要的食物的種類。當然，在飲食金字塔上面，每一層的食物是不一樣的，所表示的重要性也是不相同的，所占有的比重也是有規則的。穀類食物被放置在最底層，每人每天應該吃 250 ～ 400 克左右；蔬菜和水果被放置在第二層，每人每天應吃 300 ～ 500 克和 200 ～ 400 克左右；魚、禽、肉、蛋等動物性食物被放置在第三層，每人每天應該吃 125 ～ 225 克左右（魚蝦類 50 ～ 100，畜、

禽肉 50 ～ 75 克，蛋類 25 ～ 50 克）；奶類和豆類食物合居第四層，鮮奶 300 克和相當於 30 ～ 50 克的大豆及製品。第五層塔頂是食用油和食鹽，每天烹調油不超過 25 ～ 30 克，食鹽不超過 6 克。雖然醣類是人體的主要熱量來源，但是最好不要攝取過多，營養物質過剩，對身體沒有什麼好處。

在飲食金字塔中，也有對於水的相關資訊。但是水的攝取量與年齡、環境溫度、身體活動等因素都有關係。在氣候溫度適宜的情況下，輕體力活動的成年人每日至少飲水 1,200 百毫升。在溫度稍高或是體力勞動的量過大的條件下，應適當增加飲水的量。

其次，飲食金字塔中食物的攝取量都是取食物可食部分計算。每一種食物的重量並不是指單一的食物的重量，而是指這一類食物的重量。譬如，蔬菜需要 300 克，就可以選擇白菜 100 克，韭菜 100 克，黃瓜 100 克。當然，食物中攝取的熱量也是有標準的。最高不能超過 2,600 大卡，最低不能少於 1,800 大卡。

飲食金字塔為我們提供了簡單便捷的飲食方式，告訴我們哪種食物是主要的，哪種食物是次要的，我們每一天攝取的熱量應該是多少。這些問題，也是我們大家都關心的問題。我們要想得到健康的身體，就要改變我們日常生活中的不良習慣，按照飲食金字塔的安排和建議，做到飲食平衡。

如何應用均衡飲食金字塔

　　首先，我們要知道自己所需要的量適用哪個標準。在飲食金字塔中，含有每一種情況下食物的攝取量應該達到的標準。在實際應用飲食金字塔的時候，也是根據身高、年齡、身體狀況等因素來制定每一種人應該食用的量，以及營養素應該攝取的量。所以，我們也要根據自己身體的不同的狀況來了解自己應該攝取含量多寡。

　　我們應該知道，在飲食金字塔中，對於食物和各種營養素攝取的量只是平均，所提供的數量詞也只是平均數字。所以，我們在應用這種均衡飲食金字塔來攝取營養物質的時候，沒有必要每一天都按照數量、單位嚴格的食用每一種食物。所以，我們可以把每一天應該進食的數量，擴大到一週，再進行七天的平均，這樣的話，也是可以做到飲食平衡的。

　　我們知道，食物的種類是很多的，但是，在飲食金字塔中的食物的種類卻不是那麼完整。所以，在食物的種類之間，如果是同一類食物，是可以相互調換的。相互調換我們的飲食種類，就能讓我們的飲食變得豐富多樣。人們的口味也可以得到滿足。這也是一種可以達到營養均衡目的的方法。譬如，米可以和麵餅進行調換，草魚和鯛魚可以調換，紅豆和黃豆可以調換等。

　　當然，在飲食金字塔中，因地制宜也是十分重要的。很多

地方的飲食方法和飲食習慣都是不一樣的。所以，我們可以利用地形上的優勢，來補充足夠的營養物質。譬如，在山區，魚類是很不好找的，所以，想用魚來補充我們需要的蛋白質似乎很不容易。這個時候，蛋就派上了用場。蛋中的蛋白質含量同樣十分豐富。這樣，就可以滿足我們對相關營養物質的需要了。

最後，要養成飲食的良好習慣。應用均衡飲食金字塔，不是一朝一夕就可以熟練地應用的，也不是一兩天就可以補充足夠的營養。飲食平衡是長期累積的過程，是需要毅力長期堅持的習慣。

營養配餐與均衡飲食

在上文中，我們了解了均衡飲食金字塔的相關資訊，也知道了怎樣去應用均衡飲食金字塔使自己的營養攝取狀況趨於完善，現在我們來了解一下，營養配餐與均衡飲食之間的關係是如何。

我們知道，吃飯吃的就是營養物質，但是，對於營養我們真的了解嗎？其實，我們人類的成長、發育都是靠的以下幾大營養素。它們都有自己的作用。

蛋白質，是組成人體的重要成分，生命體可以說是從它開始的。所以，它是一種與生命活動聯繫最為緊密的一種營養素。人體總重量的 16% 到 20% 大約都是蛋白質。蛋白質有很多

種，它們的性質和發揮的作用都不一樣，但是它們都是透過水解、合成為身體提供熱量，並且進行新陳代謝，維持體內的熱量平衡。

脂肪，為人體提供了所需要的熱量，並且是人類身體的主要組成部分。營養是否充足、熱量需求的多寡等等，都可以影響脂肪在身體裡的儲存量。身體的大多數組織也與脂肪有關，熱量的供給也是由它來完成的。因此，在每天的飲食中，脂肪，是必不可少的營養素。

醣類，在人體中占有重要地位，主要為人體提供熱量。醣類是生命體維持生命的能源物質，也是營養物質，並且具有化學活性。醣類，在人類和動物的身體中，主要是經由氧化分解的過程，為人體提供活動所需要熱量。並且，人類大腦的活動是要以葡萄糖作為主要能源物質的。因此，在飲食中，一定要注意攝取適量的醣類，以維持正常的生命活動。

水是自然界最常見的物質，同樣也是人類身體的重要組成部分。其實，人的身體大部分都是水。水占人體體重的 70%，血液中含水量達到 83%。沒有水，生命就難以存活。因此，人必須每天補充一定量的水。

礦物質是無法自己產生也不能自己合成的。人體每天需要的礦物質是有限的，但不同的人需要的量不同，與身體狀況、工作生活的環境等都有關係。人體中，礦物質所占的比例雖然小，卻產生了至關重要的作用。所以，礦物質也是我們需要的

一種重要的營養物質。

其實，我們就是經由營養配餐，使各種營養物質的種類攝取完全且適切，不會產生過多或是過少的狀況。這就是營養配餐的目的。這樣就有利於我們身體上的健康。營養配餐就是我們保證自己飲食均衡的方法。

怎樣才能科學配餐

我們了解了如何均衡飲食，知道了均衡飲食對於身體健康的意義。那麼，我們就需要了如何去科學配餐。

首先，我們要控制每天攝取的熱量。控制熱量是我們均衡飲食的基礎。正常的成人每天所需的基本熱量為 2,000 大卡，但是最少不能少於 1,600 大卡。有些人為了減肥，就會不吃飯，這樣產生的後果就是身體為了維持生命活動會從其他部位抽取營養物質，最後就會造成肌肉萎縮、骨骼脆化、皮膚衰老、貧血等病症，嚴重的會影響生命安全。

其次，要保證營養均衡，不能出現偏食的現象。我們要保證一天之中攝取的蛋白質、維他命和礦物質等物質能夠滿足我們一天的需要。但是，脂肪和澱粉一類的東西也是不能荒廢的。如果澱粉的含量變少的話，人體反而會開始燃燒肌肉，以維持身體的營養和熱量。所以，我們還是需要攝取一定量的澱粉和脂肪。

　　用餐次數也是不能減少的。如果少吃了某一餐飯，就會增加其餘兩餐之間的長度，我們的身體為了適應這種情況，就會把攝取的熱量以脂肪的形式儲存起來。長期營養物質的儲存，就會造成身體的肥胖。而且，減少一餐也會影響新陳代謝，使新陳代謝的速度變得遲緩，從而影響我們的身體健康。

　　少量多餐這種做法是有利於我們的身體健康的。在正常三餐的中間適當地加入一些水果、優酪乳和茶之類的茶點，也可以滿足我們身體上的需要，對於營養物質的補充也能產生良好的作用。

　　對於每一頓正餐來講，最好的狀態是八分飽。我們知道，胃的彈性是相當大的。最小的時候小於拳頭，最大可以擴大十幾倍。所以，如果食物吃得過多，就會給胃帶來負擔，消化和吸收都不會達到最好的效果，因此，我們所食用的食物，使身體達到八分飽就可以了。而且，吃飯達到八分飽的人的壽命都是比較長的。

　　對於熱量較高的食物也應該少量攝取。高熱量的食物不僅會使人容易發胖，對血液的循環也會有阻礙。所以，對於速食食品以及含有大量的油脂之類的油炸食品，最好遠離它。

　　以上就是科學配餐需要考慮的問題，以及科學配餐的過程中應該注意的一些細節。我們要更加珍惜我們的健康。注意以上重點，科學配餐，保持健康。

傳統用膳的十大平衡

在古代，也有飲食均衡的觀念，現在就來了解傳統用膳的十大平衡。首先，主副食比例要適當，飲食的酸鹼要平衡。主食和副食的平衡是很重要的，在古代就有這種觀念。精、氣、神是生命的支柱，是我們健康的來源。但是，精、氣、神是離不開主食的。主食主要有米飯、饅頭、麵包、麥片等，這幾種物質是蛋白質和身體活動所需的能源的主要來源。副食是纖維素、礦物質、微量元素的主要來源，這些成分對於血管功能，高血壓、冠狀動脈心臟病和糖尿病等都有作用。

其次，對於雜食，也是需要平衡的。每種蔬菜和水果都應該吃一些。其實，我們的身體對於經常吃的食物是存在疲勞的。所以，我們應該多吃不同種類的食物，以免發生營養素的攝取疲勞。

第三，我們所吃的食物都應該是溫性的食物。有一句話，「飲食者，熱無灼灼，寒無滄滄」，說明食物的冷暖也應該保持平衡。對於生冷的食物，盡量少吃。因為，生冷的食物容易對腸胃造成傷害。

第四，食物的寒、熱、溫、涼四性也應該保持平衡。食物的這四個性質，是我們平時就有所了解的。所以，我們更應該保持這四個性質的平衡。保持好這四個性質的平衡，對於我們的健康是有幫助的。

第五，食物中還有五味，就是俗稱的酸、甜、苦、辣、鹹五味，也是應該保持平衡的。各種味道都有作用，甜食有補氣血、解除肌肉緊張和解毒功能，但甜食過多易影響食慾；酸味健脾開胃，可增強肝臟功能，但吃太多酸會使消化功能紊亂。苦味可除溼、利尿，對調節肝、腎功能有益，但苦味過濃會引起消化不良；辛辣味能刺激腸胃蠕動，增加消化液分泌，促進血液循環，但過食辛辣對眼疾、口腔炎及痔瘡、便祕不利。因此，對於五味來講，也需要保持平衡。

第六，在咀嚼食物的粗細方面，也應該保持平衡。有的食物，不應該嚼得過細，但是，對於某些食物，我們也不應該嚼三兩口就吞下去。這兩種做法對於健康都是有影響的。

第七，吃食物的時間也應該保持平衡。在適當的季節裡應該吃當季的食物，到吃飯時間就要吃飯。只有保持時間的平衡，才能使身體保持在健康的平衡。所以，對於一日三餐應該吃多少，應該吃些什麼都應該保持平衡。

第八，人體在食用東西之前和之後都應該處於平靜的狀態。這種狀態對於身體來講有利於腸胃的蠕動，不會給身體造成負擔，也不會影響我們的健康。

第九，保持心情的平衡。好心情對於飲食也是有一定幫助的，也能促進消化系統營養物質的吸收。

最後一點，熱量的使用和吸收都要保持正常。維持平衡，才能使身體的健康平衡。

確定自己的飲食營養原則

我們根據自己的日常生活習慣，逐漸養成了各自的飲食規律。根據上面的內容，我們已經了解了飲食、營養、平衡三者之間的關係。我們很清楚這些東西對於我們的健康來講意味著什麼，也清楚地知道這些東西對於我們的身體有多麼的重要。那麼，我們應該如何確定自己的飲食營養原則呢？

各種營養食品正在走進我們的生活。這個時候，我們應該如何去選擇我們所需要的營養物質？又應該如何保持身體的健康和飲食的平衡呢？

在我們的飲食規則中，我們應該清楚身體對於各種營養物質的需求到底是什麼狀態。這樣我們就能整理出自己的飲食原則。其實，這種原則主要是由八種規則組合成的。食物多樣、穀類為主；多吃蔬菜、水果和根莖類；常吃奶類、豆類或其製品；經常吃適量的魚、禽、蛋、瘦肉，少吃肥肉和葷油；食量與體力活動要平衡，保持適宜體重；吃清淡少鹽的飲食；飲酒應以少量為主；吃清潔衛生、不變質的食物。這就是基本的原則。具體的內容是以下內容。

1. 首先對於自己的身體狀況清楚掌握。然後根據不同的狀況，以及不同的營養需求量，確定你自己或家庭成員的每日營養素攝取標準。

2. 我們應該合理安排三餐的食物種類、食物結構、食物

數量，並做到規律定時、定量進食。

3. 定期了解家庭成員的身體狀況，看一下自己設定的營養飲食結構以及每日的三餐的營養是否達標。如果有不適切的地方，要盡快修改。

4. 根據家庭經濟情況，合理選擇食物。但要注意主食搭配、葷素搭配、粗細搭配、均衡飲食的原則。

5. 對每一種食物的量要有所控制，而且食物的種類多樣化，當然，種類是越多越好，讓各種營養素的攝取量全面而合理，達到更高的食物營養價值。

6. 選購飲料時，應側重營養這個方面，最好是選擇對於身體來講很好的飲品。不宜選擇糖精、香精、味精、色素等「三精一素」配製的飲料作為自己和家人的飲品，以防損害健康。

7. 在選擇食物的時候，還要注意食物的安全衛生。千萬不能購買沒有廠址、廠名、生產日期、有效期限未標示清楚的食品，對於不乾淨的食物也應該少吃。

中式料理有何營養缺陷

中式料理在營養或是其他方面存在著缺陷，中式料理飲食講究色香味俱全，卻不太注重營養和科學。所以，就有可能使我們的營養物質的攝取出現問題。那麼，我們的飲食到底存在

哪些缺陷呢？

　　首先就是食鹽的問題。吃過多的鹽，容易患上高血壓疾病。對於患有胃病的人來講，鹽，也是應該少吃的。鹽是一種對於腸胃有刺激性的物質，它會刺激胃部產生更多的胃酸。對於每一天的食物都以清淡為主的人來講，吃食鹽較多的人患有胃病的機率要高很多。但是，在常見的中式菜餚中，食鹽的量卻超過了每人每天應該攝取的上限。我們應該保持食鹽的含量在不超過 6 克的水準上，以免身體上出現各式各樣的問題。

　　其次，就是油的問題。在中式料理中，油脂在菜中的應用範圍是很大的。中式料理的味道以及口感上的優秀，有一大部分的功勞都是食用油的。但在中式料理中的油脂含量也經常超標，平時，我們攝取的脂肪的含量主要來自於食用油。如果油這種物質的含量過高，就會造成脂肪的攝取量過高，對於身體健康十分不好。

　　第三，中式料理中對於口感和味道都有標準，但是過分追求味覺，就忽略了營養。在各種新鮮的蔬菜中，維他命 C、維他命 B 群的含量很高，但是，這些物質在溫度較高的環境中是無法存在過久的。中式料理中有對於火候的要求，這個時候，就會大量損失蔬菜中的維他命，破壞蔬菜中的營養物質。所以，中式料理中，火的問題也是一種極大的不足。

　　最後一點就是，在中式料理中，肉的種類過於單一，這是一種很不好的現象。在我們的日常飲食中，豬肉所占的比重

最大，當然，還有一部分的牛肉和羊肉。但是，長時間只吃豬肉，不僅會產生飲食疲勞的現象，對於營養物質的攝取也有影響。且豬肉所含膽固醇、飽和脂肪較高，長時間吃這種食物，就會造成身體的肥胖，嚴重時還會引發高血脂症、冠狀動脈心臟病、脂肪肝、膽囊炎等疾病。這也是我們飲食上的一種迷思。

第 5 章　飲食平衡才有健康

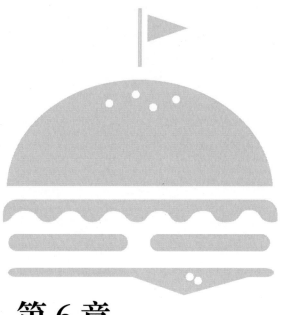

第 6 章
補充營養素，均衡是關鍵

保持身體熱量入與出的平衡

近年來，飲食不均衡、身體活動不足等等原因成為我們身體健康受威脅的主要因素。我們了解飲食平衡的重要性，知道各種營養物質對於我們的助益，但對於保持身體熱量入與出的平衡卻不是很了解。

我們知道，對於營養物質我們要充足攝取，才能保證我們的身體處在健康狀態。但只是攝取一定量的營養物質，卻不去消耗它，就會造成營養物質過剩的狀況。所以，保持身體熱量入與出的平衡，也是十分重要的一個環節。

當我們攝取了一定量的熱量之後，最好是在正常活動下消耗掉攝取的熱量。糖分、蛋白質、脂肪都是生命賴以生存的基本元素，它們支撐起生命的基本結構。但是，有關研究表明，肥胖與我們攝取的總卡路里和經由運動消耗的總卡路里是否保持平衡有關係。其實，單一的物質攝取含量超過正常標準，是不會引起身體肥胖的。體重超重，主要是因為消耗的熱量過少，使這一部分熱量以脂肪的形式儲存在身體中，造成肥胖。

所以，保持身體熱量入出的平衡是十分重要的。用運動的方法不僅可以使身體更加健康，還可以消耗掉一部分的熱量。最重要的是，當熱量的剩餘含量正常時，就不會給身體造成營養過剩的狀況。當然，我們還要注意，運動的量也要適切，不能過量。過量的運動，就會消耗掉大量的熱量，也會使身體中

儲存的熱量過少，造成身體中營養物質不足的狀況。所以，適當地運動，是保持身體熱量入出平衡的好方法。

蛋白質有哪些生理作用

我們知道，蛋白質在細胞和生物體的生命活動過程中，發揮十分重要的作用。蛋白質可分為動物蛋白質和植物蛋白質。動物蛋白質主要來源是魚蝦類、禽肉、畜肉、牛奶、蛋類等；植物蛋白質主要來源是主食，如穀類、豆類、根莖類、堅果類等。動物蛋白質和植物蛋白質比例應相當。但是，這種物質對於我們的身體到底有什麼作用呢？

蛋白質是我們身體的組成部分，也是一種能源物質，為我們的身體提供熱量。蛋白質也參與我們的遺傳物質複製和遺傳，對於細胞內進行的物質氧化分解以及神經傳導都有作用。在身體中，許多由器官分泌的體液也是由蛋白質組成的，比如胰島素、膽汁等。當然，其對於學習和記憶力也有幫助。總而言之，蛋白質的作用可以說是很廣泛的。下面，我們就來了解一下，這種物質的具體作用。

1.　蛋白質是我們身體中的組織新陳代謝的必須物質。它是身體的構成要素。並且，身體中的大多數酶也是蛋白質組成的，很多的激素也與蛋白質有關係。

2.　蛋白質可以維持身體中礦物質的平衡，最重要的就是

鈉和鉀的平衡，還可以消除水腫。

3. 蛋白質還是一種能源物質，可以在特定條件下，經由氧化分解為我們的身體提供熱量。當然，它與醣類、脂肪之間也是可以相互轉化的。

4. 身體中的抗體，大部分也是蛋白質，譬如白血球、T淋巴細胞、干擾素等。所以，蛋白質有利於我們提高身體的免疫力。

5. 蛋白質也是紅血球的一種組成成分。幫助我們身體中氧氣的運送。降低身體中的血壓以及緩衝身體中貧血的症狀，蛋白質都功不可沒。

6. 人體中的膠原蛋白的合成與蛋白質也有關係。在我們的眼睛中，膠原蛋白這種物質是很多的。

7. 蛋白質對於身體中酸鹼度的調節也有作用。在肉製品中，蛋白質的含量是很多的。

8. 大腦細胞分裂動力的源泉也是來自於蛋白質。在大腦中，有一種物質的組成成分是蛋白質，當這種物質不足時，就會造成記憶力的衰退。

9. 在我們的脾胃中，消化液的組成成分也是蛋白質。當蛋白質的含量不足時，就會影響消化系統的功能。

上述幾點，就是蛋白質的主要功能。由此我們可以知道，蛋白質這種物質對於我們的身體健康是極為重要的。

如何平衡蛋白質飲食

對於蛋白質這種物質，我們已經很了解了。但是，對於如何平衡蛋白質的飲食，我們應該詳細的了解，畢竟，這是一種我們每一天都需要的物質。下面，我們就來看一下，到底應該如何來平衡蛋白質的飲食？

我們的日常生活與飲食中，接觸含蛋白質食物的機會是很多的。我們應該了解，在我們的身體狀況許可下，每一個年齡層蛋白質的攝取量應該是多少。

對於 1 ～ 3 歲的孩子來講，蛋白質的相關指數應該為 1.80，對於 4 ～ 6 歲的孩子來講，蛋白質的相關指數應該是 1.49，對於 7 ～ 10 歲的孩子來講，蛋白質的相關指數應該是 1.21。到了青少年 11 ～ 14 歲時，蛋白質的相關指數應該是 0.99，在青少年 15 ～ 18 歲時，蛋白質的相關指數是 0.88，到了 19 歲以上的成年人，蛋白質的相關指數是 0.79。了解了這些，我們就應該知道，蛋白質在我們人生的每一個階段所發揮的作用到底應該是多少。

但實際上，蛋白質的攝取量應該維持在標準值。不應該過多，也不應該過少。過多或是過少都會影響我們的身體健康。蛋白質的攝取量過低，容易患食道癌、胃癌和肝癌。蛋白質攝取過高，容易引發腸癌、乳癌和胰腺癌。這就說明了蛋白質的含量，也需要注意平衡。

那麼，蛋白質的計算方法到底應該是什麼呢？

首先要知道自己的年齡層指數，再用此指數乘以自己的體重（公斤），就是你一天所需要的蛋白質克數。如體重 50 公斤，年齡 25 歲，$50 \times 0.79 = 39.5$ 克，這就是一天所需要的蛋白質的量。

如果蛋白質的含量過少，我們就可以適當地補充蛋白質，經由喝奶，食用豆類、肉類等，蛋白質含量比較豐富的食物進行補充。當蛋白質的含量過剩，就要適當地減少蛋白質的攝取量。這樣，才能維持蛋白質的平衡。

蛋白質供給不足如何不利於身體健康

在食物的營養物質中，蛋白質是一種很重要的物質。那麼，蛋白質供給不足對於我們的身體健康會有哪些影響呢？

當蛋白質的含量不足時，身體上熱量的供應就會減少。首先來講，身體中的酶是蛋白質組成的，一旦蛋白質的含量不足，就會造成身體中酶的含量不足，這樣就會使消化系統的功能受到影響。另外，蛋白質的含量攝取不足時，也會影響紅血球運輸氧氣的功能，這樣就會使身體中的某些細胞因為缺乏氧氣的原因而處於不正常的狀態，損傷身體的組織、器官。

身體中絕大部分的抗體是由蛋白質組成的。蛋白質的含量不足，會使抗體的生成量降低，從而使身體的抵抗力和免疫力

降低，增加身體患上某些疾病的機率。

　　當蛋白質的含量攝取不足時，也會影響細胞內的酸鹼度，影響身體中礦物質的平衡。

　　除此之外，我們也知道，蛋白質、醣類和脂肪之間有著轉化關係。當蛋白質的含量過少的時候，同樣也會影響其他兩種營養物質的含量。當情況相當嚴重的時候，還會出現代謝紊亂的狀況，就會嚴重影響我們的身體健康。

　　所以，蛋白質是一種不能缺少的物質。少了這種物質，就會使身體處於近乎癱瘓的狀態，對於我們的身體健康會有很大的影響，不利於我們的生活和工作。

脂質營養失調對健康的影響

　　在我們的生活中，對於脂肪我們也頗有了解。脂肪是一種由碳、氫和氧三種元素組成的化合物。它不僅為人體提供了所需要的熱量，並且是人身體的主要組成部分。在人體皮下組織、內臟周圍等處都有它的存在，可以說，它十分重要。營養是否足夠、熱量需求的多寡都可以影響脂肪在身體裡的儲存量。身體的大多數組織也與脂肪有關。因此，在每天的飲食中，脂肪是必不可少的營養素。但攝取脂肪，也要保持平衡。脂肪如果失調，對於身體健康，也是有很大的影響的。

　　在我們的身體中，有一種叫做血脂的物質。這種物質與脂

肪是有關係的。當脂肪的攝取量不能保持平衡，就會影響這種物質在身體中的含量，當然就會影響健康。

在血漿中，三酸甘油酯占有的總量幾乎是血漿總脂的四分之一，這說明了什麼呢？其實，三酸甘油酯是脂肪水解之後產生的物質。也就是說，即使我們身體中的醣類對於熱量的供應是足夠的，也要消耗一部分的脂肪，來保證各個方面的平衡。

身體中的游離脂肪酸，也是不能忽視的一個部分。這種物質我們又叫它非酯化脂肪酸，約占血漿總脂的 5% 至 10%，是為身體提供熱量的一種物質。這種物質也是脂肪水解之後形成的物質，所以與脂肪的含量有很大的關係。

人體還含有一種物質，就是我們平時所說的脂蛋白。它主要是由脂質與蛋白質組合而成的化合物，一般情況下是溶解在血漿中的。當然，脂肪類的物質是不溶解於液體中的，但是蛋白質不一樣，所以結合之後，就會在血漿中溶解。這種物質的含量與脂肪也是有很大的關係的。脂肪的含量滿足身體的需要時，這種物質就會保持在正常的狀態。脂肪的含量過多的時候，這種物質含量就會升高，脂肪的含量過少的時候，就會使這種物質相對降低自己的含量。所以，脂肪的含量一定要保證攝取量的平衡。

不僅如此，脂肪的含量與三大營養物質的代謝也有關係。脂肪的攝取量的不合理，也會影響三大營養物質相互之間的轉化。

　　所以，對於脂肪來講，如果失調，也會造成很大的影響。脂質物質並不是僅僅與身體的胖瘦有關係，與身體之中營養物質的含量以及身體各個方面的機能也是有關係的。所以，不能使脂質營養失調，否則，就會給健康帶來威脅。

脂肪的食物來源與人體需求量

　　其實，我們每一天需要的脂肪的含量並不是很多。根據每日營養素需求量標準計算，一個健康的人，每公斤體重每日需要 2.5 克脂肪。當脂肪的攝取量不能滿足身體的需要的時候，就會給身體的各個組織和器官的機能帶來影響。但是，當脂肪的含量過多的時候，就會使代謝的相關疾病增加，久而久之，還會導致身體的肥胖。實際上，我們身體中脂肪的含量是極其豐富的，尤其是女人，脂肪含量約占體重的 15% 到 30%。所以，我們對於脂肪，應該考慮攝取量，以滿足身體對於這種物質的需要。我們對於脂肪的需要，應該考慮哪些重要的因素呢？

　　首先，脂肪的供給量對於成年人來說，它提供的熱量是總熱量的 20% ～ 25%，當然，這與體力的要求也是有關係的。當身體需要消耗大量熱量的時候，就要求脂肪的攝取量要有所增加。但我們也要了解食物中與脂肪有關係的物質。

　　食物的脂肪中含有多元不飽和脂肪酸，這種物質人體是不能依靠自身來合成的，但對人體的生長和健康有重要的作用；

然後，就是磷脂和膽固醇等，這些物質是人體細胞的重要組成元素，在脂肪的攝取過程中，也會少量攝取這種物質。

其實，脂肪是有助於維他命 A，D，E，K 等元素吸收的。因為它們都溶解於脂肪，這就會使它們的利用率升高。

在我們的日常生活中，脂肪的來源主要是食用油中的脂肪，當然，在各種蔬菜中也含有一定量的脂肪，但是含量稍微少一些。在各種肥肉中，脂肪的含量是相當可觀的。在蛋糕等一系列的甜食中，脂肪的含量也不可小覷。所以，在我們攝取這些食物的時候，一定要注意不能過多食用脂肪含量極高的食物，以免脂肪的攝取量過高，影響健康。

脂質在每日飲食的總熱量中占幾成

在不同的食物中，脂質的含量實際上是不同的。且在脂質物質中，含有的範圍是很廣的。脂質實際上是油、脂肪、類脂的總稱，大多數是不溶於水的物質，但是，也有少量的脂質物質是溶於水的。在各式各樣的食物中，無論是動物性的或是植物性的，都含有脂肪，只不過含量有少有多。在我們的日常生活中，脂質物質的主要來源是我們每天食用的油類，那麼在各種食物中，脂質的含量到底占多少呢？

在黃豆中，是 18％；在花生仁中，是 30％至 39％；在芥末中，含有 28％至 37％；在亞麻中，含有 29％至 45％；在

榛果中，含有 49%；在芝麻中，含有 47%；在杏仁中，含有 47%至 52%；在葵花子中，含有 44%至 54%；在松子中含有 63%；在可可果中含有 55%；在核桃仁中含有 63%～69%。這些就是在植物中脂質物質所占有的含量。相較之下，我們就可以發現，在植物中，脂質的含量也是相當高的。

對於動物性的食物來講，肥肉中的脂肪含量是相當可觀的，最多甚至會達到 90%以上。最近幾年，相關研究表明，在海產魚中，有兩種脂肪酸，對身體是有良好作用的。具它們有擴張血管、降低血脂、抑制血小板聚集、降血壓等作用，可以防止腦血栓、心肌梗塞、高血壓等老年病。這也是脂質物質的作用之一。

下面，我們就來了解一下，在油類的物質以及動物類物質的食物中，脂質的含量是多少。

雞肉：24.2%	豆油：52.2%	羊油：2.0%
鴨肉：22.8%	小麥胚芽油：50.2%	雞油：24.7%
豬心：24.4%	玉米胚油：47.8%	鴨油：19.5%
豬肝：15.0%	芝麻油：43.7%	奶油：3.6%
豬腎：16.8%	花生油：37.6%	瘦豬肉：13.6%
豬腸：14.9%	米糠油：34.0%	肥豬肉：8.1%
羊心：13.4%	菜子油：14.2%	牛肉：5.8%
蛋粉：13.0%	茶油：7.4%	羊肉：9.2%
鯉魚：16.4%	豬油：6.3%	兔肉：20.9%
鯽魚：6.9%		

　　以上就是脂質物質在這些食物中的含量。

　　由此，我們就清楚了在什麼樣的狀況下，我們應該食用哪些食物。

脂肪與肥胖有什麼關係

　　人體內的脂質，分成兩部分，即：脂肪與類脂。脂肪，又稱為真脂、中性脂肪及三酸甘油酯，是由一分子的甘油和三分子的脂肪酸結合而成。脂肪又包括不飽和與飽和兩種，動物脂肪以含飽和脂肪酸為多，在室溫中成固態。相反，植物性脂肪則以含不飽和脂肪酸較多，在室溫下成液態。類脂則是指膽固醇、腦磷脂、卵磷脂等。當然，每一種脂質的作用都是不一樣的。通常的狀況下，我們都會認為，脂肪與身體的肥胖是有關係的。那麼，它們之間到底有什麼關係呢？

　　首先，熱量是由它來儲存的。其次，脂肪是有彈性的，所以，對於內臟器官有保護作用，還能夠維持身體的正常溫度。第三，它可以協助脂溶性維他命的吸收，還可以參與身體各方面的代謝活動。所以，脂肪的作用是很多的。但是，脂肪與肥胖也是有關係的。

　　體內脂肪組織根據顏色的不同，又分為白色脂肪和褐色脂肪兩類，兩者在體內的分布、形態和功能方面都存在著許多差異。一般認為，白色脂肪通常會導致人們不願看到的肥胖，

而褐色脂肪在肥胖發生過程中所發揮的作用和功能目前尚不清楚。正常情況下，體內保持有一定量的脂肪堆積，可以幫助維持人體體溫的穩定；提供身體需要的熱量，參與身體的各項代謝活動等。但是，當脂肪攝取的量遠遠超過正常標準，這些熱量就會轉化為脂肪，儲存在皮下的組織中。但是，對於脂肪來講，形成的時候較為容易，但是，消耗的時候是比較困難的。所以，脂肪，是造成肥胖的主要因素，最為重要的是，由於營養過剩，多餘的熱量不能被身體利用，從而轉化為脂肪，儲存在我們的身體中。久而久之，就造成了我們身體的肥胖。

由此可見，對於我們的身體來講，我們應該保持營養物質的攝取保持正常標準，不能使營養物質和熱量有過剩的現象。

磷脂和膽固醇對人體的重要作用

對於磷脂和膽固醇，我們是相當了解的。那麼，這兩種物質對於我們的身體有什麼重要的作用呢？首先，我們來了解一下磷脂。

磷脂的作用是很廣泛的。首先，它有調節代謝、增強體能的功能。我們的身體在活動強度很高的時候，會依靠磷脂來傳遞資訊，從而進行營養的分配和熱量的轉換，並且進行代謝廢物的排出。在這個過程中，磷脂的分解和消耗的量是很大的，所以為了使身體的各個機能保持穩定，就一定要注意補充磷脂

的含量。並且，磷脂是細胞重要的組成成分，對於細胞的各種功能以及細胞的代謝能力都有作用。所以，在補充一定量的磷脂之後，就會使身體精力充沛，不易疲勞。

其次，磷脂對於改善腦功能、增強記憶力也有幫助。在我們的腦中，磷脂占有的比例在 30％左右，並且對於資訊的傳輸扮演著關鍵的角色。這種物質水解之後，就會產生膽鹼、甘油、磷酸及脂肪酸，而膽鹼對於大腦來講是一種極其重要的物質。膽鹼在狀況下，可以在身體中轉化成為乙醯膽鹼，它是透過神經細胞傳遞資訊的化學物質，產生興奮大腦神經細胞的作用，可促進兒童成長發育，聰明強智，注意力集中，提高記憶力和學習能力。所以，對於長時間需要大量的腦力的人，要補充充分的磷脂。並且，磷脂對於老年痴呆和記憶力的衰退，都有療效。

磷脂對於調節血脂、降低膽固醇、防止動脈粥狀硬化也有作用。對於保護肝臟也有功效。磷脂醯膽鹼既具有親水性又有親油性，可將囤積於肝臟中的脂肪乳化，以脂蛋白形式轉運到肝外，保護肝細胞，並促進肝細胞再生。尤其是磷脂對血脂的調節，可以對肝臟發揮很好的作用，對於慢性的肝臟疾病也有療效。

這些就是磷脂的主要功能。可見，磷脂在身體中的作用是很大的。下面，我們就來了解一下，膽固醇對於我們的健康有什麼重要的作用。現在的人越來越害怕所謂的「三高」，所

以就一味追求可以降低膽固醇的方法。但是，這種做法真的可取嗎？

其實，膽固醇的作用是很多的。它是細胞膜的重要成分，對於維持正常的細胞功能有著重要作用。它還是維持人體正常新陳代謝不可缺少的一種物質，可以抗老防衰、延年益壽。當然，身體中的很多激素也是由它構成的，所以，對於新陳代謝，它是不可缺少的元素。

在身體中，膽固醇也是有好壞之分的。其中一種高密度膽固醇對於我們的心血管有保護作用，但是，另一種低密度膽固醇就會增加身體患上冠狀動脈心臟病的危險。所以，對於膽固醇來講，我們需要控制體內含量，這樣才是有利於身體健康的好的做法。

我們了解了磷脂與膽固醇在身體中的重要作用，就知道了應該如何來對待這兩種物質。當然，我們在補充身體缺少的各種營養物質的時候，一定要注意量的限制。過多的攝取或是過少攝取營養物質，就會使身體出現某種狀況，造成身體上的不適應，影響健康。

醣類營養失衡對健康有什麼影響

醣類是我們身體需要的一大類營養物質。適當地飲食醣類的物質是對身體有好處的。但是，當醣類的攝取量不能保持

在穩定的狀態上的時候，就會給身體帶來負擔，影響我們的身體健康。

甜食中含有大量的糖。經常吃這種物質，就會引起發胖、營養缺乏、免疫力下降、以及齲齒等症狀，脾氣也會出現煩躁不安、急躁、易怒等問題。當我們攝取過多甜食，會因為吃了太多的高熱量物質而使自己有一種肚子已經吃飽的感覺，進而影響蛋白質、維他命、礦物質和膳食纖維等營養物質的吸收。長時間保持這種飲食狀態，就會導致營養缺乏、發育障礙、肥胖等疾病的發生。

除此之外，醣類在身體代謝的過程中，還需要很多維他命和礦物質的幫助。因此，大量的醣類就會消耗很多的維他命、鈣物質、鉀元素等營養物質。這些營養物質本來就已經因為醣類過多的原因被攝取得很少了，又被消耗了很多，就會使身體中的這些物質處於匱乏不足的狀態。所以，就會出現營養不良的表現。

長時間吃含糖量豐富的食品，一般不會直接導致糖尿病的出現。但是，醣類的消化分解大部分是依靠胰島素的。當胰島素的含量長時間保持在很高的狀態的時候，就會給胰島細胞帶來相當大的負擔，三大營養物質之間的轉換也會出現問題，就會引起身體中代謝的紊亂的現象。久而久之，就會造成人體內環境的紊亂，也會促進多種慢性疾病產生，譬如心腦血管疾病、糖尿病、肥胖症、老年性白內障、齲齒等。

　　喜歡甜的東西，是我們的本性。當然，也有人不喜歡甜的東西。這一類人，無論出於什麼原因，都會減少醣類的攝取量。但是，這種做法是不正確的。過少攝取醣類，就會使我們身體中的熱量供應不足，從而使身體中的其他營養物質來代替它提供身體中的熱量，這樣就會造成身體中代謝的紊亂。且長時間對醣類的攝取進行勉強的控制，還會促進低血糖的發生。

　　我們要恰當控制身體對於醣類的攝取，才能保持身體處於健康的狀態。

維他命的食物來源與人體需求量

　　對於維他命，我們是很了解的。維他命，又名維他命，是維持生命活動，保持生命力的重要營養物質之一。但是，我們對於各種維他命的來源以及需要的含量真的了解嗎？

　　維他命 A 這種物質在動物的肝臟、奶、奶油、蛋黃、魚肝油、螃蟹、牡蠣等食物中的含量最為廣泛。當然，在紅蘿蔔、香菜、油菜、菠菜、番茄、扁豆、莧菜、茄子、白菜、豌豆苗、紅心番薯等蔬菜中的含量也是可觀的。在葡萄、杏子、李子、香蕉、紅棗、芒果水果中也有含量。正常的成年人的需求量每日為 800 微克。

　　維他命 D 主要存在於魚肝油、蛋黃、奶油、動物肝、奶、瘦肉等物質中，正常成年人的需求量是每日 5 微克，兒童、孕

婦、乳母每日 10 微克。

維他命 E 在各種植物油、穀物的胚芽、豆類、芝麻、花生、蔬菜、牛奶、蛋黃、核桃仁等物質中是高量存在的。正常成年人的需求量是每日 10 ～ 12 毫克。

維他命 K 在綠葉蔬菜、水果、肝臟、肉類、奶類、蛋黃等物質中大量存在。正常的成年人的需求量是每日 20 ～ 100 毫克。

維他命 B1 在米、麥皮、麥芽、酵母、燕麥片、葵花子、瘦肉、動物內臟、蛋類、豆類、白菜、芹菜、核果、啤酒等物質中大量存在。正常的成年人的需求量是每日約 1 毫克。

維他命 B2 在肝、腎、心、奶、蛋、牛肉、豆類、菌藻類、酵母、綠葉蔬菜、葵花子、鱔魚等物質中是大量存在的。正常的成年人的需求量是每日約 1 ～ 2 毫克。

維他命 B6 在各種穀物、豆類、花生、葵花子、蕎麥粉、肉類、肝、蛋黃、酵母、番茄、香蕉等食物中大量存在，正常的成年人的需求量是每日 2 毫克。

維他命 B12，在肝、蛤、牡蠣、鯖魚、沙丁魚、蟹、牛肉、豬肉等物質中大量存在，正常的成年人的需求量是每日 3 微克。

維他命 C 是我們最熟悉的一種維他命，廣泛存在於新鮮蔬菜、水蚵，特別是綠葉蔬菜、酸性水果中，如橘子、棗、番茄、山楂、奇異果、草莓等。正常的成年人的需求量是每日 60

毫克。

礦物質的食物來源與人體需求量

礦物質也是我們所熟悉的一種營養物質。礦物質是無法自己產生也不能自己合成的。人體每天需要的礦物質是有限制的，但不同的身體狀況、年齡、工作生活環境需要的量是有差異的。礦物質對於調節人體血液的酸鹼值產生作用，如磷酸一氫鈉等。此外，鈣、磷是人體骨組織的主要成分，含量過低，成年人表現為骨軟化病，兒童表現為骨質生長障礙、骨化不全的佝僂病；血鈣過高，則會引起肌無力等疾病。人體需要的礦物質，還有碘、銅、鐵、鋅等。那麼，這些礦物質的來源是哪些，我們人體的基本需求量又是多少呢？

日常飲食中，我們接觸最多的就是鈣。對於補鈣來講，我們應該適量地吃一些富含鈣物質的食物。譬如牛、羊、馬奶及其奶粉、乳酪、優酪乳、煉乳、冰淇淋或鯽魚、鯉魚、鱸魚、泥鰍、蝦、蝦米、蝦皮、螃蟹、海帶、紫菜、蛤蜊、海參、田螺等。在肉製品中也含有鈣物質。

下列食物中，礦物質的含量都是很豐富的。肉類與禽蛋，如羊肉、雞肉、雞蛋、鴨蛋、鵪鶉蛋、皮蛋、肉鬆等。豆類與豆製品，如黃豆、毛豆、扁豆、蠶豆、豆腐、豆腐乾（一百克豆腐乾可補充 200 毫克鈣）、豆腐皮、豆腐乳等。蔬菜類，如

芹菜、油菜、紅蘿蔔、芝麻、香菜、雪菜、黑木耳、蘑菇等。水果與乾果類，如檸檬、枇杷、蘋果、黑棗、杏脯、桔餅、桃脯、杏仁、山楂、葡萄乾、胡桃、西瓜子、南瓜子、桑椹乾、花生、蓮子、芡實等。

　　其實，人體對於礦物質的需求量是很少的。所以，在我們平時的飲食生活中就可以滿足我們對於這種物質的需要，不需要特意去補充。只要我們保持飲食平衡，就可以使這些物質得到充分的補充。

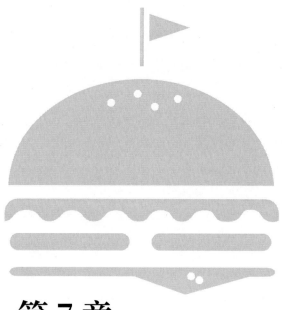

第 7 章
求「形」覓「色」以保持飲食平衡

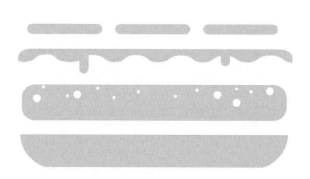

什麼是飲食的顏色平衡

　　在飲食中，存在各式各樣的平衡，顏色平衡也是其中一個方面。當我們看到一種食物的顏色之後，就可以判斷出這種食物是否健康。食物的顏色主要是由食物中含有的色素的種類來決定的。但這種色素是天然的，並不是由人工製作而成的，所以對於我們的身體並沒有什麼影響。這些色素，把我們的食物染成了多樣的色彩。

　　紅色食物，主要是番茄、紅辣椒、西瓜、山楂、草莓、紅棗等。這類食物含有大量的番茄紅素，所以才會使食物的顏色出現紅色的狀態。番茄紅素是一種很好的抗氧化劑，易於吸收、進行代謝和被身體利用，是人體血清中濃度最高的一種抗氧化物質，屬於類胡蘿蔔素的一種。血清中的番茄紅素能夠保護和修復脂質、蛋白質、DNA 的氧化損傷，阻礙動脈硬化和癌症的發生。所以，紅色食物除了為我們的身體提供豐富的胡蘿蔔素、維他命C、鐵等營養成分以外，對於增強心腦血管活力，提高免疫力，促進健康也有不小的作用。

　　綠色的食物主要是菠菜、芹菜、水芥菜、青椒、青花菜、苦瓜、黃瓜、橄欖、奇異果、豌豆、羽衣甘藍等，綠色的蔬菜是我們的日常生活中最常見的一種蔬菜。因為在蔬菜中含有豐富的葉綠素、類胡蘿蔔素、葉黃素等物質，才會使這些物質顯現出綠色。這些綠色的食物對於我們的身體是有很大助益的。

綠色食物含有豐富的葉酸、維他命 A、維他命 C 等物質，這些物質對心血管、防癌抗癌、抵抗疲勞、增強免疫力都產生了很大的作用。所以，綠色的食物對於我們的身體健康是很重要的。

對於紫、黑色食物，我們也是不能忽略的。這種顏色的食物主要有紫葡萄、桑甚、黑醋栗、藍莓、黑豆、黑莓、紫茄子、海帶、黑木耳、黑芝麻、黑米、紫菜、一些菌類等。因為這類食物富含花青素、白藜蘆醇、鞣花酸等，才使它們顯現出紫黑顏色。它們對於自由基、氧化、脂質、血液濃稠度、腫瘤等都有抵抗和治療的作用。對於降低動脈粥狀硬化、冠狀動脈心臟病、腦中風等疾病的發生，也有很好的效果。除此之外，對於延緩衰老，黑色和紫色的食物也有奇效。

除了以上幾種顏色以外，食物的顏色還有很多，每一種顏色的食物都有自己的作用，我們一定要保證食物的顏色的平衡，我們才能在各種顏色的食物中，找到我們需要的營養物質。也只有這樣，我們才能讓我們的身體更加健康。

為什麼必須注意飲食的酸鹼性

我們的日常飲食除了要注意食物的平衡以外，還要注意食物的酸鹼度（pH 值）問題。實際上，血液是有酸鹼值的。當我們不注意食物的酸鹼值的時候，就會使身體中的血液保持在不平衡的酸鹼值上，就有可能引起一些身體上的問題，造成身

體不適。

　　首先，食物的酸鹼度對身體的循環系統有影響。過多攝取酸性的食物，會使身體中的體液呈現出偏酸的狀態。這樣，就會使血液黏稠度增高、血液循環減慢、血液中的脂質物質也會容易堆積在血管壁上，造成一些動脈硬化、血栓等疾病。這樣的話，就會影響身體的健康。

　　其次，食物的酸鹼度對骨骼也有影響。過多攝取酸性食物，會使體液呈現出偏酸的狀態，這時候的體液就會刺激副甲狀腺，使副甲狀腺素分泌增多，就會造成骨骼釋放到血液中的鈣元素增多，長期如此，就會造成身體中的鈣元素大量減少，導致骨質疏鬆、骨質增生、骨骼變形及牙損害等嚴重的身體傷害。

　　第三，食物的酸鹼度對眼睛也有影響。當我們的體液偏酸，就會使血液黏稠度增高，當然血液的循環也會相對減慢，造成氧氣進入組織細胞的含量降低，導致組織細胞的衰老和死亡。我們的眼睛中的血管細長的居多，當這種狀況出現的時候，就會使眼睛產生病變，使血液的循環受到限制，引發眼睛的疾病。

　　第四，食物的偏酸或是偏鹼對於皮膚也有一定影響。酸性的血液會使皮膚的狀態處於相當糟糕的狀況，因為酸性環境破壞了皮膚層，使細菌的滋生無法受到抑制。這樣，皮膚就會出現痤瘡、毛囊炎等感染性疾病。

第五，身體的酸鹼度不平衡，還會對免疫系統產生影響。身體因為攝取過多的酸性食物會使身體的體液顯現出酸性，這時候，就會使身體的免疫力相對降低，身體會容易患上一些疾病。

所以，對於食物的酸鹼度，我們應該正確處理。保持平衡狀態，才能使我們的身體保持健康的狀態。

酸、鹼性食物如何搭配

我們了解食物的酸鹼度對於我們身體的重要性，那麼，我們就更應該注意，如何進行食物的酸鹼度搭配。

健康人的體液是呈現出弱鹼性的，身體中的血液經過測定之後的 pH 值為 7.35。但是，當我們的身體中鹼性元素的無機質呈現出缺少狀態的時候，如：鈣、鎂、鉀、鈉這些元素缺少的時候，血液中的 pH 值就會相對升高。當血液的酸鹼度值接近 7 時，這時候的身體體質為酸性體質。這種血液酸性化的人表現為手腳冰冷、皮膚脆弱、易生膿包、傷口不易癒合、抗病能力下降、經常感冒，嚴重者直接影響腦和神經功能，引起記憶力和思維能力的衰退。

在我們平時的生活中，過量食用米麵食、白糖、蛋黃、米酒、肉類、魚貝類，而不愛吃蔬菜、藻類等食物的人就會出現上述狀況。所以，我們一定要保持血液的酸鹼值要處於穩定的

狀況，也要保持食物的酸性和鹼性的均衡。

　　一般情況下，各種肉食、魚蝦貝蛤、蛋黃、動物內臟、精米、白麵、白糖和脂肪類高的食物是顯現出酸性的，基本上這些食物就是我們身體中酸性物質磷、硫、氯等元素的主要來源。而對於絕大部分蔬菜、水果、海藻類食物、牛奶、紅番薯、山藥來說，這些物質中的鹼性是相對較大的。所以，為了使身體的酸鹼度相對保持在標準值，就需要把我們食物酸鹼搭配保持均衡。

　　因此，我們在進行飲食的過程中，一定要注意不能使食物的酸鹼度處於偏酸或是偏鹼的狀態上。只有使食物維持中性偏鹼，才能使身體的血液中的酸鹼度保持在相對穩定的狀態，才能使身體的狀況保持在健康的狀態上。

主食與副食要平衡

　　在我們的飲食中，主要的部分就是主食和副食。我們之前已經對主食和副食有基礎的了解。但是，大家知道嗎，主食和副食也是需要平衡的。只有保持了這種平衡，才能使我們的身體維持在相對穩定的狀態。

　　主食主要是由五穀雜糧組成的。小米、燕麥、高梁、玉米等雜糧中的礦物質營養豐富，人體內不能合成，只能靠從外界攝取。粗糧主要包括穀類中的玉米、小米、紫米、高梁、燕

麥、蕎麥、麩質以及各乾豆類，如黃豆、豌豆、紅豆、綠豆等，還有經過精細加工製作成的食物，主要是米和白麵。這也是我們平時所說的主食。

但是，長時間只食用主食這種精細加工的食物，就會造成營養失調。這是因為在主食的製作過程中，經過多道程序，這些程序篩選過濾食物中的營養物質，導致營養物質的流失。但在副食中卻不是這樣的。副食是天然的產品，沒有經過太多的人工製作，所以保留了絕大部分的營養物質。

副食並不只為我們的身體提供一些維他命，還對於補充蛋白質、微量元素等營養物質有幫助。所以，副食對於我們的身體是有好處的。這對於我們補充身體需要的各種營養物質是很有利的。

對於主食和副食，它們各有各的作用，所以我們應該搭配食用。

主食的科學搭配

一般情況下，我們都會想要吃飽。但是，這種做法是錯誤的。主食的搭配，也有自己的一套規則。

首先，第一個原則就是簡單化。主食，主要就是米麵、雜糧、豆類、根莖類等糧食。我們食用主食的目的主要有兩個，一是使自己的肚子有飽足感。另一種是增加自己攝取的營養物

質含量。所以對於主食來講，沒有必要花樣百出，只要簡簡單單就已經足夠了。當我們讓大量的油來使我們的主食口感提升時，就意味著我們的身體會攝取過量的油脂，造成營養物質的過剩，這對於我們的身體不利。所以主食簡單就好。

其次，主食應該定量。我們常常會吃很多的主食，對於副食確實只是少量食用；但有的時候，我們也會因為在菜中放入了過量的油脂或是食用過量的蔬菜水果，使主食的攝取量降低。這些不均衡的飲食方法都是應該避免的。我們每一天的身體中的熱量主要是由主食來提供，如論如何，主食應該定量攝取，不應該過少，也不能過多。

第三，主食最好是以雜糧為主。現在我們吃的主食基本上都是經過加工之後的物質，加工使很多的營養物質流失。但粗糧卻不一樣。粗糧是天然的，並沒有經過太多加工製作，所以大部分的營養物質保存下來了。這個時候，如果我們用這些粗糧來代替我們平時食用的細糧，在營養物質這方面，就會有很大的不同，對於我們的身體健康大有幫助。當然，除此之外，粗糧中還含有豐富的膳食纖維，這種物質可以促進身體對於營養物質的吸收，是非常好的營養素。所以，雜糧是一種很好的主食選擇。

副食的科學搭配

　　在我們的日常生活中，副食在飲食中的地位是很重要的。副食能為我們的身體提供豐富的蛋白質、脂肪、維他命和礦物質等營養物質，對我們的健康意義重大。副食的種類繁多，如肉類、蛋類、奶類、禽類、魚類、豆類、蔬菜類等。當然，每一種副食，作用都是不一樣的。

　　我們利用副食來為我們的身體提供很多營養物質。譬如，我們可以藉由對肉類的攝取，來補充我們身體中的蛋白質和脂肪；我們可以食用蔬菜，來補充我們的身體中缺乏的維他命和微量元素，當然，礦物質也是由這些物質來提供的。但是，我們應該知道，副食之間如何去相互配合。

　　首先，葷素之間要相互搭配好，這是副食品調配上的重要原則，可以解決蛋白質的攝取問題。如豆製品和肉類、蛋類、禽類等動物性食品搭配，能大幅度提高蛋白質的營養價值。不僅如此，葷素的相互搭配，也能幫助身體中酸鹼度的平衡。我們知道，在肉製品中含有的酸性物質是比較多的，相對而言，在蔬菜中鹼性的食物是比較多的。所以，這樣的搭配，有利於保持身體中的酸鹼度的平衡。

　　其次，就是生熟之間也應該有搭配。在蔬菜中，很多的營養成分是受不了高溫的，在炒和蒸的過程中，有很大一部分營養物質因為溫度的關係喪失掉。所以某些蔬菜，譬如新鮮的番

茄、彩椒、生菜、小白菜等，可以適當生吃。這樣，不僅有利於我們的身體健康，也可以充分攝取各種營養素。副食的相互搭配，也是一門可以深究的學問。

穀肉蔬果的搭配平衡

在我們的日常飲食中，我們除了吃一些五穀雜糧以外，還要有蔬菜、肉類和水果的攝取。這樣的話，就出現了另外一種平衡 —— 穀肉蔬果的搭配平衡。對於這種平衡，我們應該考慮哪些方面呢？

對於穀類來講，主要是提供身體需要的大部分熱量，譬如醣類、蛋白質和脂質。這就要求我們必須保證主食的量符合標準值。只有這樣，才不會使身體處於營養缺失的狀態，也不會影響健康。

肉類的食用也是應該注意的。在肉類中，含有最多的營養物質就是蛋白質。但是，蛋白質是弱酸性的。過多食用這種物質，就會使身體中的體液呈現出弱酸性，破壞身體的酸鹼平衡。這樣，就會使人容易患病，對於身體的免疫系統也不利。

蔬菜，是最常見的一種食物。蔬菜可以為我們的身體提供維他命、礦物質以及少量的蛋白質和醣類、脂質這些物質，營養成分相當豐富，對於我們的身體有很多好處。有的時候，某些疾病也可以利用某種蔬菜進行輔助治療。

　　水果，是我們日常飲食中的一部分。在水果中，存在最多的營養物質就是醣類和維他命。這兩種物質在我們的身體中發揮了很大的作用。對於我們的身體來講，每天吃定量的水果，也是有好處的，尤其是對皮膚。

　　穀肉蔬果是我們平時飲食中的四大主要物質。在我們的飲食中，這四種物質應該均衡攝取，過多食用某種物質，就會造成比例失調，相應的營養物質的成分就會過多或是過少，會對我們的身體健康造成影響。

　　在我們的飲食中，一定要保證穀肉蔬果的量的平衡，只有這樣，我們才能保證營養物質的攝取量，我們才能保證自己的身體的健康的狀態。

為什麼要葷素搭配

　　有些人就會認為多吃一些葷菜有利於身體健康。但是，這種想法並不正確。多吃一些葷菜，對於身體並沒有什麼好處。如果我們想要攝取均衡，維持健康，就要保持葷素的相互搭配。不能光吃葷，也不能只吃素。

　　葷素相互搭配是副食調配上的重要原則。這種搭配可以充足攝取蛋白質。如豆製品、肉類、蛋類、禽類等動物性食品搭配，能大大提高蛋白質的營養價值。

葷素搭配還有很多好處：

1. 葷素良好搭配可以提升蛋白質的品質和利用效率，這是因為在食物中的胺基酸排列是有差別的，相互搭配食用，就會產生互補作用。

2. 葷素搭配可以使不同食物脂肪保持合適的比例。這樣的飲食不僅可以保證必需脂肪酸的攝取量，同時也不會增加飽和脂肪酸對脂肪代謝及心腦血管系統的壓力。

3. 葷素搭配對飲食中鐵元素的吸收，也有幫助。

4. 良好的葷素搭配也可以改善飲食中鈣元素和磷元素的比例。

5. 葷素的相互搭配，為各種維他命的攝取提供了很好的來源，保證了脂溶性和水溶性維他命攝取量的平衡與充足。

6. 在素食中，含有一定量的膳食纖維，這種纖維對於我們的消化系統有幫助，可以幫助我們對各種營養物質的消化與吸收，還可以促進腸胃的蠕動。

所以，葷素搭配，是有利於健康的良好飲食方法。這樣的搭配，有利我們的消化系統，還可以使我們的身體充分吸收各種營養素，並且加以利用。

雜糧為什麼能防病治病

雜糧在我們的日常生活中是很常見的一種食物，我們都知道，粗糧對於身體來講，是有很大的好處的。這裡我們就列出幾種加以說明。

粳米味甘性平，具有補中益氣、健脾和胃、除煩渴的功效。冬天室內暖氣較熱，空氣乾燥，早晚喝點粳米粥，可以使口乾舌燥的狀況得到緩解。

小米又被稱為粟米，味甘性平，有健脾和胃的作用，適用於脾胃虛熱、反胃嘔吐、腹瀉及產後、病後體虛者食用。當小米熬成粥的時候，最上面有一層膜狀物，這種物質的營養是很豐富的。

玉米味甘性平，具有健脾利溼、開胃益智、寧心活血的作用。玉米油中的亞麻油酸能防止膽固醇向血管壁沉澱，能積極防止高血壓、冠狀動脈心臟病。此外，它還有利尿和降低血糖的功效，尤其適合糖尿病患者食用。玉米對於大腦的記憶力也有幫助。

高粱米味甘性溫，有健脾益胃的作用。高粱米對於小孩消化不良是有一定幫助的，但是，對於便祕的人來講，應該少吃高粱米。

黃豆性平味甘，有健脾益氣的作用，脾胃虛弱者宜常吃。並且，黃豆中的蛋白質含量是很高的，用黃豆製成的各種豆製

品如豆腐、豆漿等，也具有藥性：豆腐可寬中益氣、清熱散血，尤其適宜痰熱咳喘的人。

每一種雜糧的性質和藥理都是不一樣的，要依據不同的狀況來進行食用。

合理用膳的五味平衡

五味是指酸甜苦辣鹹這五個味道。但大家知道嗎？這五味也需要保持平衡。

酸：有機酸在水果中是常見的，大多是檸檬酸和蘋果酸。在橘子、柳丁、檸檬、葡萄柚、草莓、鳳梨、石榴等果實中都存在有機酸；蘋果酸在葡萄、蘋果、山楂中較多。能讓體液平衡。

甜：食物中含有各種醣類，使食物有了甜味，它們為人體提供能源，使人們可以在一天中活動、生活。某些胺基酸，如甘胺酸、丙胺酸等也含有甜味。

苦：食物中的植物化合物多數是有苦味的。近年來研究發現，食物中的多數苦味物質是強抗氧化劑，具有抑制身體器官病變，抗癌抗發炎握等作用，如苦瓜、蕎麥、苦菜、苦筍、蓮子、百合等。

辣：辣椒素在辣味食物中普遍存在。研究顯示，對於鎮痛，辣椒素產生十分明顯的作用。此外，辣椒素還可以促進身體代

謝系統的工作，進而減肥。某些辣味食物還有很強的殺菌消炎作用，如蒜薑、大蒜等。

鹹：一般來講，食物中的鹹味是由鹽這種物質來提供的。鹽的主要成分是鈉。所以，在炒菜的時候，放少量的鹽有利於我們對於礦物質的吸收。

「辛走氣，氣病無多食辛；鹹走血，血病無多食鹹；苦走骨，骨病無多食苦；甘走肉，肉病無多食甘；酸走筋，筋病無多食酸。」不可缺乏也不可多食。每一種味道都有它自己的作用。當我們掌握味道的平衡，不僅可以享受味覺上的愉悅，對於我們的身體健康也會有好處。

第 7 章　求「形」覓「色」以保持飲食平衡

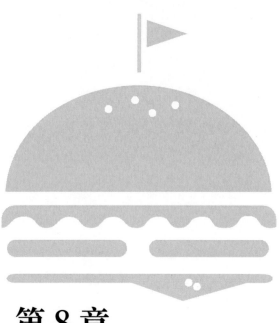

第 8 章
飲食的其他平衡點

知曉飲食的四季平衡

　　生活中存在四季的變化。其實，我們的身體健康與四季交替有密不可分的關係。在《內經》中記載：「飲食有節、飲食適寒溫、有節律、合時宜、調五味。」四季中的飲食也要維持平衡，才能做到真正的健康飲食。

　　春季，萬物復甦，人體也是一樣的，在冬季儲存的熱量會在春季裡爆發出來。所以，在春季，應該少吃酸性的食物，多吃甜的食物。酸性的食物吃得多，就會使肝氣溢瀉，脾氣易絕。所以，應該吃些春筍、芹菜、小白菜、菠菜等；肉類如豬肉、鯽魚之類；主食除米、白麵外可多吃些小米、玉米、黃豆等雜糧。

　　在夏天，應該吃一些清火的食物。如涼拌菜和雞蛋、鴨蛋、豆製品、芝麻醬、綠豆、西瓜、水果等。這樣就能在夏季裡平復自己的火氣，讓自己不至於燥熱。

　　在秋季，天氣乾燥涼爽，這時肺氣旺盛，和天氣相應。這個時候，應該多吃一些蔬菜水果，不應該吃辛辣的食物。

　　在冬季，天氣過於寒冷，就要吃一些熱食。且應該減少食用苦味的食物。所以，在冬天應該吃一些火鍋、燉肉、魚等，至於調味品，就可以多食用辛辣食物，如辣椒、蔥、薑蒜。蔬菜可食用大白菜、馬鈴薯、蘿蔔、綠豆芽、雪裡蕻等。

　　依照時令進食，在適宜的時間裡，食用適當的食物，才能

保持我們身體健康。

什麼是營養飲食的水陸搭配‧

飲食搭配不僅是在飲食中各種營養物質的搭配，也不僅是食物的四季、酸鹼之間的搭配，對於水陸的搭配，也是我們應該注意的。

在我們的生活中，經常可以聽到「四隻腳的比兩隻腳的好，沒有腳的比兩隻腳的更好」這樣一句話。在這裡，沒有腳的就是指魚類，兩隻腳的為雞、鴨、鵝等禽類，四隻腳的為豬、牛、羊等畜類。

這是因為生活在水中的魚類，其魚蛋白的肌纖維較短，結構疏鬆，肉質細嫩，對於人體而言，消化和吸收是不用費力的，並且魚類所含有的脂肪大多數是不飽和脂肪酸，這種物質對於我們的身體有很大好處。

雖然魚類營養價值高，但是，在陸地上生活的雞、鴨、豬、牛等畜禽類所含有的營養物質也是不能被我們忽略的。在這些生物的身體中，含有一定量的飽和脂肪酸和膽固醇，對我們的身體有幫助。雖然膽固醇在人體中的需求量是很小的，但它是細胞膜、神經組織的構成成分，對於各種營養素的吸收、代謝及資訊傳遞發揮重要作用，這是魚類所缺乏或是很難替代的。所以，適量食用這些陸生生物的肉類也是很重要的。

　　對於水生的動植物來講，不僅是蛋白質占有優勢，在我們的日常生活中，在碘的補充上，水生的動植物也是有貢獻的。但也別忽略陸生的動植物。畢竟，在陸生的動植物中，含有對於我們的身體健康有利的大部分營養物質，而這部分營養物質，只是依靠水生的動植物是無法得到補充的。

　　因此，對於我們的生活和健康來講，保持飲食水陸平衡是相當重要的。只有保持了這種平衡，才能使我們的身體保持在健康的狀態上。

乾與溼也要平衡

　　對於食物來講，我們也要懂得乾與溼的平衡。每一頓飯，都應該有一些乾食，也要有一些溼的食物。所以，在乾與溼這個方面，也應該保持平衡。乾與溼相互搭配，一起食用，對我們的消化系統也是有幫助的。

　　乾食，主要是米飯、饅頭、餅、麵包、糕點等；稀食，主要是指粥、糊、湯、奶、豆漿等。

　　對於溼食來講，每一次用餐都應該喝一些粥、糊、湯、奶、豆漿。這些食物就可以和乾食相互搭配，有益消化系統的運作。不僅有助於我們的消化，還能夠幫助我們對營養物質的吸收。如果搭配良好的話，還有營養保健作用。

　　溼食可以刺激我們的消化腺，會有助於消化液的分泌。這

個時候，食用一些乾食，就不會給腸胃帶來負擔，可以使食物消化徹底，使消化後的營養物質良好吸收。

乾溼搭配也有助於營養素的吸收。饅頭配粥，地瓜配小米粥，饅頭配麵湯等，都能讓營養物質得到補充，產生互補作用。且粥還能提供豐富的維他命 B1、維他命 B2、維他命 B3 等維他命。很多的溼食在食用之後，可以清潔腸胃，是「人體最佳清潔劑」。此外，米湯具有補氣健脾、養胃益腸、止渴利尿等功用，與乾食相互搭配，讓我們的身體可以吸收更多的營養物質，並發揮良好的保健作用。

食量與體力活動要平衡

無論是肥胖還是消瘦，對身體的健康都不好，過瘦會使人的抵抗能力下降，同時還會貧血；而肥胖會使人的行動不方便，不但會影響外貌，還會患上一些嚴重的疾病，如冠狀動脈心臟病，高血脂症，膽固醇，脂肪肝硬化等。

飲食結構失常，會引發肥胖症等疾病，所以，近幾年的肥胖症患者增加不少。據調查，兒童的營養不良情況明顯的下降，大多數的兒童向偏胖的體型發展，現在的兒童過胖率已經達到了 31.3％。同時，因為肥胖而引發的疾病也大量增加，例如冠狀動脈心臟病、糖尿病等，所以，現在的人們在注意營養的同時一定要注意自己的身體健康。

　　那怎樣才能保持正常的體重呢？

　　控制進食量並且經常進行運動，可以有效控制自己的體重，體重過高或者是過低，都是不健康的表現。若是進食量大，但是沒有運動，那麼多餘的營養就會轉化成脂肪，然後就會變得越來越胖，反之，若是吃的不夠，或是運動量過大，就會變得消瘦，所以，飲食和運動一定要平衡。若是輕度的肥胖，那就要適當的運動；重度肥胖的人在適當運動的同時，還要控制自己的飲食。對於輕中度的肥胖兒，不要過於嚴格控制孩子的飲食，可以做一些營養均衡的食物來調節肥胖的症狀。

　　對於肥胖的人來說，每天不能攝取太多蛋白質，但可以吃一些優質蛋白和精肉，例如牛奶、魚肉等。限制脂肪，每天應少吃一些動物的肝臟，盡量多喝一些茶等。限制碳水化合物，要多吃一些粗糧，不要過多食用零食和碳酸飲料。要保證自己每天能夠攝取充足的蔬菜和水果，它們含有豐富的維他命，熱量很低，不會增加體內的脂肪，同時要進行一些運動。對於消瘦者要查明原因，及時治療，同時增加蛋白質的攝取量，增加一些食量或是優質蛋白，如蛋、奶、肉類，並且要注意補充微量元素。

營養早餐食譜的設計

　　早餐應該選擇一些易於消化、吸收的食物，只有這樣，才

能為人體提供一天所需要的能源。而且人的腦細胞只以葡萄糖作為能源，就更需要吃一些易於消化吸收的東西。因此，早餐在數量上要注意，但是，更應該注意品質。普通情況下，早餐中的各種營養成分攝取量應占身體總供給量的 25 至 30%。作為早餐的主食，一般選擇澱粉含量稍高的食物，如饅頭、麵包等，還要注意添加一些蛋白質含量豐富的食物，如牛奶、豆漿、蛋等，再添加一些綠色蔬菜，補充植物纖維。

對於早餐來講，糧穀類、蛋白質、蔬菜水果這樣的搭配是最好的，是最有利於我們的身體健康的。對於醣類來講，含油量最為豐富的是糧穀類食物，如麵包、饅頭、米粥、麵條、麥片、包子、餛飩、餅乾等。對於醣類，不僅是組成我們的身體的重要物質，還可以刺激消化，為我們的身體提供熱量。

早餐，也應該吃一些蛋白質含量豐富的食物，如牛奶、優酪乳、蛋、鹹蛋、豆漿、火腿、肉類等。從營養學角度來看，只補充醣類並不利於我們的身體，要適量補充一些蛋白質。

早餐也不能小看維他命。要多吃一些蔬菜和水果，這樣才有利於我們的身體健康。

早上，我們不應該吃太油膩的食物。如果我們吃了脂肪含量高的食物，就會因為身體對於脂肪的消化而導致血液流向消化系統較多，大腦供血量減少。使我們的身體很疲乏，容易睏，注意力也會下降。

早上是一天的開始，我們要保持營養物質的攝取，為身體

做好工作或上課的良好準備。

營養午餐食譜的設計

最適當的午餐應該是以穀類為主食，再以大量綠色蔬菜、瓜果類配合，食用適量肉類、蛋類或魚類食物，並減少油、鹽及糖三種物質的攝取。要注意攝取量，肉或魚或蛋類要適量，蔬菜可多吃一些，但是米或麵是主食，可多吃一些，以保證糖分攝取量。

對於午餐，要注意四點，即少油、少鹽、降糖及高纖維，午餐後一兩個小時還可以吃些水果，或是喝一杯果汁。也可以適當準備一些小零食解饞，如杏乾、葡萄乾、香蕉片、鳳梨片或豆漿等。

午餐是不能敷衍了事的一餐。在午餐的時候，最好可以吃一些蛋白質較高的食物，如魚肉、雞肉、瘦豬肉、牛肉、羊肉、水產和豆製品。因為這類食物中，蛋白質的含量不僅很高，品質也不錯。這種食物中的胺基酸種類比較齊全，可以使血液中的酪胺酸含量增加，可以使頭腦保持敏銳，增強理解和記憶功能。

在午餐，盡量少吃一些單醣、雙醣及澱粉多的食物，像是麵條、麵包和甜點等食物，這些食物會使人感覺疲倦，不容易讓我們把精力維持在最佳狀態。

午餐中速食和微波食品、泡麵是不應該食用的。這些食品過於粗糙，營養物質的含量相對較低，對於我們的健康很不利，午餐，要吃好，才是硬道理。

營養晚餐食譜的設計

晚餐最好清淡一些，應該選擇少脂、易於消化的食物，而且注意不應該吃得過飽。晚餐如果營養過剩，就會使脂肪在身體內部殘留，致使身體肥胖，影響身體健康。作為晚餐，粥、玉米、青菜、水果拼盤是最佳的選擇。

晚餐，更應該注意營養。因為，在晚上我們身體運轉並沒有停止，只是減緩速度，只有提供適量的營養物質，才能使我們的身體正常運轉的狀態，不會影響我們的身體健康，也不會損害我們的身體器官。

晚餐最好能為我們的身體提供 35％ 至 40％ 的熱量，營養物質的含量最好也可以提供完全。晚餐最好吃一些使胃暖的飯菜。可以在炒的菜中適當加入辣椒之類的暖性食物。這類食物有胡椒、枸杞、韭菜、核桃、羊肉等。可以為身體提供一些暖意，不至於在夜間使自己的身體受寒。

晚間我們需要的是足量的睡眠，所以盡量避免食用一些使自己神經系統相當興奮的食物。而且，當我們進食之後，身體就會把大量的血液補充給腸胃，使流向大腦的血液減少，也會

使我們的身體相當疲倦，所以晚餐，最好是以清淡為主，不要
食用大量的油膩食物。這有助於我們的身體對這些物質的消化
和吸收，對睡眠也是相當有利的。

　　對於蔬菜來講，最好是食用黑木耳、青花菜、豆芽、玉米
筍、菠菜、白菜等。這些物質是相對清淡的食物，這些食物
可以給我們的腸胃帶來一次清掃，還有植物纖維，可以幫助食
物消化。

　　晚餐我們要注意自己應該食用的食物，注意食用的量以及
營養素的含量和種類，不能使自己食用的食物超過的食量以及
食物的性質。

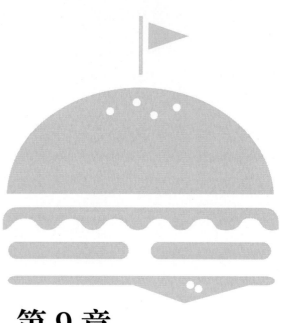

第 9 章
飲食平衡，遠離癌症

預防癌症要依靠食物，不能依靠營養素

　　預防癌症，我們的最佳武器應該是食物而不是營養素，所以我們每天應該攝取多種類的食物來均衡飲食，並且避免高溫煎炸的烹煮方式，以此降低癌症發生率。

　　屬於十字花科中的青花菜、花椰菜和甘藍是很好的防癌食物，因為這類植物中富含硫代葡萄糖與介子酶，這兩種物質經過咀嚼後會產生反應，製造出多種吲哚類產物。吲哚可以除去體內過多的雌激素，從而產生預防乳癌的作用。這幾種十字花科類植物在生長時容易招蟲，所以一般為了避蟲，菜農會使用較多農藥。我們在挑選此類植物時應盡量選擇有機或綠色栽種的，食用之前也應反覆清洗以減少農藥殘留。為避免高溫對其抗癌物質產生破壞，應盡量選擇蒸或煮的方式進行烹調。食用時應細嚼慢嚥，因為這樣可以刺激青花菜中吲哚的生成。

　　色彩豔麗的番茄富含番茄紅素，具有很強的抗氧化功能，可以清除體內自由基，對於預防胃癌、前列腺癌和乳癌都有顯著效果。番茄紅素主要存在於番茄的表皮中。所以番茄連皮吃效果更好。

　　金燦燦的黃豆中含有大豆異黃酮，也被人稱為雄激素，對抑制體內雌激素的產生具有很好的效果。所以女性多食用黃豆製品可以抵抗因雌激素過多而導致的癌症。用新鮮的黃豆做豆漿可以保存大量的大豆異黃酮。市面上的豆粉經過加工難免造

成大豆異黃酮流失，而且不一定衛生乾淨。

　　亞硝酸胺的致癌能力很強，不經意間它就可能奪走人的生命，因為人體內的亞硝酸鹽會被轉化成亞硝酸胺，所以很多人不知不覺就有可能成為癌症的潛在族群。不過不用怕，因為大蒜和大蔥是亞硝酸鹽的天敵，尤其是生吃預防效果最佳。大蒜和大蔥經過高溫烹調後預防癌症的效果會大大降低，最好生吃，保留完整營養。

　　最後為大家介紹的防癌食物是海帶，一般人都知道海帶中含碘，可以治療甲狀腺腫大，其實海帶中還含有大量的維他命E以及各類優質蛋白質，海帶中的有益物質可以預防甲狀腺和結腸癌，而且有延年益壽的功效。現在市場上的海帶很多都用食品添加劑浸泡過，顏色過於鮮豔，我們挑選的時候要多加小心，應該選擇褐綠色或者是深褐綠色的海帶。

飲食如何作用於與激素分泌有關的乳癌

　　近年來，乳癌的發生率逐年上升，一般採用手術治療乳癌的患者在化療期間會出現免疫力下降、噁心、嘔吐、食慾不振、白血球降低等副作用，這些副作用會影響化療的正常進行，耽誤治療。為了讓畫療效益最大化，在化療期間同時食療，為我們擁有一個健康的身體保駕護航。

　　不同的副作用有不同的食療方法。順鉑這類化療藥物在治

病的同時可能引起腎損傷，所以在使用此類藥物時應該多喝水，多吃新鮮蔬菜和水果。如果腎功能已經損傷了，就要在保證身體正常運行的情況下盡量少攝取蛋白質，盡量吃一些清淡的食物和利尿的食物，如西瓜、黃瓜、冬瓜、絲瓜等。俗話說，吃什麼補什麼，治療腎功能損傷還可以多吃一些動物腎臟或者烏魚、菠菜、紅莧菜等。而對於化療藥物引起的肝損傷，可以多吃一些菌類食品和富含維他命的水果，如香菇、木耳、猴頭菇、奇異果、蜜桃、蘋果、葡萄等，平時可以多喝綠茶、烏龍茶、蜂蜜水以降低血清轉胺酶，恢復肝功能。如果是肝功能損傷的比較嚴重，可以燉一鍋美味的鯽魚湯。

對於因乳癌化療引起的口腔黏膜炎，應該多補充蓮子羹、銀耳羹、牛奶、豆漿、鯽魚湯這樣的流質食物，有助於治療黏膜充血、水腫、潰瘍、疼痛等。此外，過冷、過熱以及刺激性食物可能加重發炎症狀，應盡量避免食用這類食物。當然，除了這些食療的方法以外，保持口腔清潔也是很重要的，應該養成進食後刷牙的好習慣。吃飯時細嚼慢嚥，不要吃太飽，這樣有益於腸胃蠕動，飯後可以適量的運動，但不要太劇烈。

白血球下降是乳癌化療的最明顯反應，牛奶、大豆、瘦肉、豬蹄、海參、魚、動物肝臟及紅棗、花生、核桃、黑木耳、紅蘿蔔等都可以有效的預防白血球下降，或者是一些動物皮熬製成的阿膠也有很好的療效，因為這些食品中富含蛋白質。同時，也可以多吃一些黑芝麻、黑米、黑豆等，因為這些

東西可以填腎補髓，對術後恢復有很大幫助。

上述講的都是關於術後恢復的，其實在手術之前我們也可以為手術打下良好的基礎。在手術前應該盡量多攝取高熱量、高蛋白、高營養的食物補充身體熱量，緩解手術消耗的熱量。

飲食與消化系統癌症的關係

研究表明，有很多的癌症與飲食有關。且有些癌症與消化系統是分不開的。醫學研究顯示，若是消化系統出現了症狀，導致癌症的機率是很大的。

癌症是經由細胞增殖後再消亡的過程，而「高脂肪、低纖維」正是產生癌變的主要原因。因此，控制好自己的飲食習慣，就能夠產生抗癌的作用。

胃癌

目前醫學界中所認可的胃癌的發生原因，就是因為幽門螺旋桿菌導致的消化道慢性發炎、潰瘍和腸上皮化生，因為胃癌發生的器官是胃，很明顯的與食物有關係，事實上也正是這樣，食物吃下去後會到胃裡，同時也在胃裡消化，而胃部要經常受物理，化學方式等的刺激，食物中有時存在很多的致癌物質，這些致癌物質能夠很輕鬆的接觸到胃部。食物黴變，或是放置的時間過久，醃製或是高溫煎炸，這些都是癌症的發病原因。正是以為這些食物中含有能夠致癌的亞硝酸鹽，這些亞硝

酸鹽能夠在胃裡轉化成亞硝酸胺，因此產生癌變。

此外，菸和酒都會損壞胃黏膜，就會出現發炎症狀或是胃潰瘍，也會導致癌變。

結、直腸癌

結、直腸癌的發生十分危險，除了與結腸息肉的存在有關，同時還與長期攝取脂肪食物有關。

肉類食品與油炸食品越來越常出現在餐桌上，這種脂肪含量較高的食品占據了我們生活中的一大部分，而水果或是蔬菜這些含纖維比較高的食物相對變少，身體內的纖維的含量就會越來越少。腸內的結構就會發生變化，胃酸的濃度變高，小腸的蠕動變快，有害的物質就會在大腸道中存在很長的時間，之後直接到了結腸內，食物的殘渣也會停留在腸道裡，這就是致病的主要原因。

肝癌

肝癌的發生原因是因為慢性的肝炎或是肝硬化，其中食物中常存在的亞硝酸胺和黃麴毒素是發生肝癌的主要原因。黃麴毒素是由花生或是糧食在發黴的時候生出來的黃麴黴素養成的，根據研究表明，若是食用了黃麴毒素，就很容易發生癌症。同時食用亞硝酸胺也很容易發生癌症。生活中，一定要注意食物的保存。當糧食或是其他的食物變綠的時候，那就是發

黴的表現。

食道癌位列臺灣十大癌症中。食道癌的發生是因為食道發炎而引發的，而不好的飲食習慣，也是導致病發的主要原因。食道癌的發生主要是因為食用了不良的食物，過燙或是過於粗糙的食物，附著在食道上，燙傷或是損壞食道膜，就會使食道發生出血或是潰爛的現象。若是反覆的刺激食道，黏膜上就會長出不一樣的細胞，這正是癌症發生的前期變化。嚴重缺乏營養，或是食用了發黴的食物也是發生癌症的主要原因。

番茄和大蒜能夠產生抗癌的作用

近年來，乳癌的確診人數攀升，威脅女性的健康。現在很多的人都會關注乳癌患者的飲食問題，科學表明，番茄對於治療乳癌有意想不到的效果。

有這樣一句諺語，「番茄紅了，醫生的臉綠了」，這句話的含義就是番茄的營養非常的豐富。現在醫學研究已經充分的表明，番茄對於健康是非常重要的。這是因為番茄中含有非常豐富的番茄紅素和維他命 C。其中番茄紅素是類胡蘿蔔素中抗氧化能力最強的物質，這種物質能夠有效的防止細胞被氧化，可以減少身體內的細胞發生癌變。實驗表明，從其中提取的物質可以抗癌，抑制身體內惡性腫瘤的生長。番茄紅素已經設定為抗癌物質，這一項研究也正在逐漸地運用到醫學上。

　　不過，吃番茄還是將它烹飪熟。因為熟了的番茄，番茄紅素才會完全的釋放，才更加容易被人體吸收。

　　目前的醫學並沒有對胃癌的發病原因有個定案。一般會認為與年齡和遺傳有關，也有可能是一些慢性的胃病變異而來，例如胃炎、胃潰瘍等。此外，食物變質了或是地理環境、水源受到污染，都有可能導致胃癌的發生。

　　東方的胃癌患者在全世界上是最多的，死亡人數也占了全世界四成以上，其中最重要的原因就是因為飲食習慣不同。所以，專家建議多吃一些蔬菜或是新鮮的水果，尤其是大蒜，有效防止癌症的發生。

　　有關調查發現胃癌患病與死亡數最高的地區的人大多喜歡吃醃制食品，例如醃蘿蔔或是鹹魚等，這些食物中含有大量的亞硝酸鹽，這也正是導致癌症發生的原因大蒜裡，含有硫化物，這種物質能到抑制代謝酶的作用，從而減少了胃黏膜發炎的產生，有效的減少了癌症的發生。

第二部分　均衡飲食結構益處多多

第三部分
處理好我們的飲食問題

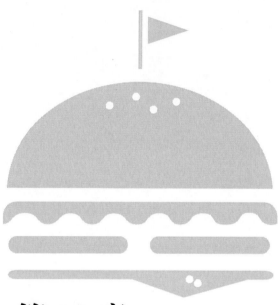

第 10 章
維持食物多樣化，以穀類為主

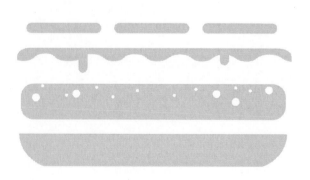

沒有不好的食物，只有不合理的飲食

現在人類的生活越來越好，吃的食物也越來越豐富，可是，因為缺乏營養而造成的疾病卻是有增無減。現在的兒童肥胖率已達到 30％，好多人還伴有高血脂、脂肪肝等疾病。中老年也出現各種營養缺乏的問題。造成這種現象的問題在於，人們攝取的含有大量醣類和脂質的物質在身體裡堆積，從而形成脂肪。

現在有錢不一定能吃個好身體，肯德基、麥當勞這些都是高熱量的食物，不適合經常吃。有些家長不考慮孩子的身體健康，一味溺愛孩子吃這些高熱量食品，造成孩子缺乏營養元素而引發疾病。

人們在洗米時總喜歡多洗幾遍，認為米越洗越乾淨，其實這是不正確的。白米中富含有維他命 B1，當人體缺乏維他命 B1 時，就會影響注意力、記憶力、心跳等。而維他命 B1 大多存在於米皮米胚中，在反覆洗米的過程中丟失了很多，所以說，並不是白米沒有營養，而是人們將它的營養在不經意中洗去了。

有些人被稱為素食者，一點肉食也不吃，所以他們有時會感覺力氣不足，身體虛，這是因為他們所吃的食物含有的熱量少，無法負荷太多運動。所以不是蔬菜類食物本身存在什麼問題，而是沒有合理的安排自己的飲食。

食物是沒有好與不好的區別的，就算天天吃鮑魚、魚翅也

不見得能保證身體沒有問題，老一輩的人吃鹹菜，啃饅頭，偶爾吃點肉，身體也沒有特別差。食物都是不錯的，可是單調的食物不能提供人體所需要的多種營養成分，所以人們應該合理的安排自己的飲食。

每種食物中都含有人體所需的營養成分，都有其各自的營養價值，所以說，沒有不好的食物，只有不合理的飲食。人們應該根據自己所處的環境與自身的營養需求，學會為自己合理的搭配食物。

食物多樣化才能攝取更多有益的植物化學物質

在我們的生活中會食用各種食物，也正因為這些食物我們的生命才得以維持，以及延續著，我們人類能代代相傳著我們的文化、文明，與食物也是密不可分的，所以食物對於我們來說十分重要，而食物多樣化才能攝取更多的有益的營養素，我們的生命才能更加健康，我們的人生才能更加精彩。

在我們的生活中，食物大多會以穀類為主，而這些穀類也恰恰是我們均衡飲食的基本保證，穀類食物中碳水化合物一般占總量的 75% 到 80%，碳水化合物是我們熱量的主要來源，蛋白質含量是 8% 到 10%，脂肪含量 1% 左右，穀類食物中還有很多礦物質，維他命 B 群和膳食纖維。穀類食物是世界上大多數國家傳統飲食的主軸，事實上穀類食物也是最好的基礎食物，

也是最經濟實惠的熱量來源。愈來愈多的國家也正在研究植物性食物，研究表明，以植物性食物為主的飲食可以避免高熱量、高脂肪和低膳食纖維模式的缺陷，對預防心腦血管疾病、糖尿病和癌症等有益。所以說穀類食物對我們的健康有很大影響，多食用這些穀類食物可使我們更加健康。

所以我們強調食用穀類食物應是提供熱量的主要來源，應達到一半及以上，以穀類為主的飲食模式既可提供充足的熱量，還可以避免攝取過多的脂肪及過多的動物性食物，且能防止相關慢性病的發生。

總之食物多樣化才能攝取更多的有益身體健康的營養素。

要持續堅持以穀類食物為主，還應攝取其他類食物。現如今大多數人不喜歡單獨吃粗糧，他們覺得粗糧口感不好，建議大家可以嘗試著把粗糧放進飯裡一起煮當主食食用，還可以把各種堅果放入菜中入食，例如：瓜子，核桃，花生，松子，杏仁，核桃等，這些堅果類食物蛋白質含量豐富，不僅對健康有益，而且對美容，小孩的大腦發育有很好的效果，做出來的菜，味道鮮美，營養豐富，適宜小孩，老人，孕婦等各類族群食用，但是要謹記杏仁入菜要多加小心，孕婦不宜食用。

在平時飲食中也不要挑食，各類食物都要均衡，不能只吃肉、蛋、奶，而不吃蔬菜或者是主食一類，也不能不吃肉、蛋、奶，要學會掌握好各營養素之間的比例，這樣我們的營養才能均衡，身心才能更加健康。

關於穀類食物的營養迷思

隨著生活水準的提高，人們也越來越重視自己的飲食結構，穀類也成為了保持人體健康的重要食物。但是在食用的時候依舊會有一些迷思。下面就是人們在食用穀物時常見的一些迷思。

迷思一：米和麵粉都是越白越好

稻米和小麥的加工程度越細，那麼所產生的米和麵粉就會越白。這樣吃起來口感也是香滑的。隨著社會工業技術提升，米和麵粉變得越來越白細。

但是從營養學上來講，這樣的米和麵粉卻不是營養的。米和麵粉並不是越白越好。這是因為穀粒的結構由外向內可分為穀皮、米糠、胚芽和胚乳這四個部分，當然，他們的營養成分也是不一樣的，穀粒的穀皮是由纖維和半纖維組成，並且含有礦物質；米糠中含有豐富的蛋白質和維他命 B 群；胚芽中則是含有豐富的維他命 B 群和維他命 E，並且還含有脂肪、蛋白質、礦物質和碳水化合物等；胚乳中的主要物質是澱粉，還有少量的蛋白質。因此，粗糙的米營養價值遠遠比加工後的米營養價值高。若是經過加工，這些穀物原本的結構就會遭到破壞，因此就會導致營養成分大量的流失。

迷思二：吃碳水化合物容易使身體發胖

現在的很多人會認為吃碳水化合物的食物，會導致身體的發胖，例如米飯、馬鈴薯和一些麵製品等。但是這樣的想法是不正確的。熱量過剩才是造成肥胖的真正原因。在脂肪，蛋白質和碳水化合物這三種物質中，脂肪才是造成熱量過剩的物質，等量的脂肪和碳水化合物，脂肪的熱量是碳水化合物的兩倍以上。因此造成肥胖的原因是脂肪並不是碳水化合物。

從沒有限制進食的族群中可以發現，當提供高脂肪的食物時，人們要吃很多的食物才能保證他們的飲食要求，而這樣就會攝取很多的熱量，但是食用碳水化合物含量豐富的食物，只需要較少的熱量就能夠滿足人們的食慾，因此食用碳水化合物豐富的食物並不是身體發胖的主因。

迷思三：主食吃的越少越好

米飯和麵食中含有較多的碳水化合物，在進入人體後，就會轉換成葡萄糖進入血液循環過程，並且會生成熱量。有些人害怕自己的血糖過高，通常會限制主食的攝取量，還有一些女性為了自己的身材苗條，也很少吃主食，但是這樣的做法是錯誤的。在人體中，碳水化合物是不可缺少的物質，這也是紅血球唯一能利用的熱量，同時也是神經系統、心臟和肌肉活動中熱量的主要來源。若是長期碳水化合物缺失，就會給肌肉造成嚴重的後果。

　　很多人會認為血糖的唯一來源就是碳水化合物，卻不知道蛋白質、脂肪等在體內也可以轉換成血糖，所以就會減少主食的攝取量，並且大量的食用高蛋白或是高脂肪的食物，這樣的做法是不正確的。這樣往往會造成全身的營養失衡，久而久之，對身體是有很大的傷害的。

　　因此，不食用主食並不能降低人體血糖，反而會造成身體的失衡，這才是最大的傷害。

第 10 章　維持食物多樣化，以穀類為主

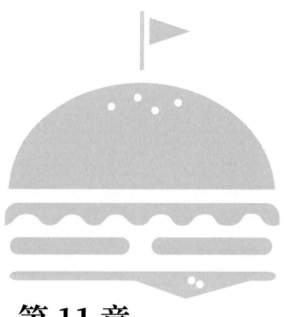

第 11 章
蔬菜和水果，一樣也不能少

為什麼每天都要吃蔬菜

現在，有很多人認為，肉有營養，蔬菜沒營養。這種觀點是錯誤的。在蔬菜中，含有一定量的維他命、礦物質、膳食纖維等，對人體益處很多。否定蔬菜在飲食中的地位，不僅會妨礙身體中大多數的營養素的吸收，對於腸胃也是不好的。所以，我們要重視蔬菜的豐富營養價值，更不能忽視蔬菜對我們的身體健康所帶來的影響。如果，蔬菜中的纖維攝取不足，容易引發便祕，甚至誘發結、直腸癌，多吃一些蔬菜，對於我們的大腦活性也是有幫助的。

也有很多的人用水果來代替蔬菜，但是，這種做法並不好。在水果中，的確有很多的營養物質，譬如維他命、礦物質等。但是，即使是這樣，也不能用水果來代替蔬菜。因為，在蔬菜中，含有一定量的膳食纖維。這種物質能夠清潔我們的腸胃，蔬菜是我們身體必需的營養食物。

即使我們擔心在蔬菜中會含有一定量的農藥，我們也應該適量食用一些蔬菜。在蔬菜中，含有一定量的鹼性物質，能夠保持身體中的酸鹼平衡。

對於蔬菜，我們一定要適量食用。不能過多也不能過少，否則的話，就會影響身體健康，對我們的生活造成不必要的影響。

選擇蔬菜有學問

對於蔬菜的選擇，也是有學問的。

首先，需要對蔬菜進行挑選。蔬菜要選擇新鮮的，不能選擇老葉很多的來食用。老葉很多的蔬菜中，一些營養物質已經很少了，這樣的蔬菜盡量不要選擇。

其次，就是避免選擇顏色過於鮮豔的食物。顏色很鮮豔的食物並不代表營養。我們需要的是有利於我們身體健康的蔬菜，並不是要顏色好看的蔬菜。

第三，選擇蔬菜的時候，還要看一下這種蔬菜適宜和哪一種蔬菜或是其他食物一起食用，也要看一看什麼食物、蔬菜甚至水果不適宜和這種蔬菜一起食用。充分發揮食物的互補作用，注意食物的相剋。

第四，在選擇蔬菜的時候，還要注意季節。最好不要買非當季的蔬菜。且蔬菜都有自己的性質，在不適宜的季節食用，很有可能會造成身體上的不適應。

不要用加工的水果製品替代新鮮水果

在市面上，我們經常可以看到有些經過加工的水果製品。而這些東西也是我們大家所常選擇的的食物品種，譬如水果罐頭等。但是，這些物質是不能代替新鮮水果的。這些水果製品中的營養物質的含量也沒有新鮮水果中的營養物質含量高。

　　在我們所食用的水果中，維他命的含量是很高的。但是，大多數的維他命都不適應高氧氣的環境。所以，在水果進行加工的時候，大量的氧氣進入到食物中，就會造成維他命的極大損失。

　　水果也不應該榨成汁來喝。在用水果榨汁的過程中，會流失很多營養物質，減少了我們可以吸收的營養物質，營養價值大打折扣。

　　新鮮的水果中含有很豐富的膳食纖維，而在這些纖維在進行水果加工之後就沒有了。特別是加工得十分精細的食品，裡面的纖維被取出得十分乾淨。

　　經過加工的水果製品中添加一系列化學物質。加工的水果會為了美觀或是有效期限，在其中添加一些能夠延長保存期限的物質，如甜味劑、防腐劑等。水果中的營養物質就會被其中的添加劑破壞，營養流失。

　　還有，經常飲用水果飲品還會導致體內含糖量過高，果糖在人體內的分解不受磷酸果糖激酶的控制，更多的會轉化成脂肪或是甘油。當果糖攝取過多後，血糖也會發生相應的變化，還會使體內脂肪的含量增加，天然的水果對我們的好處最大，水果製品是不能代替新鮮水果的。

營養「新秀」膳食纖維是人體必需的飲食成分

　　在我們的認知中，膳食纖維並不是一種營養物質，所以對於這種物質我們並沒有給它太多的關注，其實，膳食纖維對身體是一種很好的物質，有利於身體健康。

　　膳食纖維這種物質主要存在於蔬菜中。綠色的蔬菜中膳食纖維是很豐富的。當然，在粗糧中，也是有很多的膳食纖維存在。但對於我們而言，膳食纖維主要的攝取來源是蔬菜。

　　膳食纖維並不容易被身體消化，它的主要來源是植物的細胞壁，包括纖維，果膠或樹脂等。

　　難溶於水的纖維一般分為兩個類型：水溶性纖維與非水溶性纖維。水溶性纖維包括果膠，半纖維和樹脂，例如紅蘿蔔、大麥、亞麻、柑橘等，水溶性纖維可以用最快的速度排泄膽固醇並且降低消化的速度，所以這種纖維可以將體內的血糖和膽固醇控制在最理想的狀態下，同時可以降低糖尿病患者的病情。

　　非水溶性纖維中含有纖維，半纖維和樹脂。在芹菜、果皮、玉米糠中比較常見。非水溶性纖維可以有效防止癌症的發生，還可以吸收食物中的有毒物質，防止腸道中細菌的滋生。大多數植物都含有水溶性與非水溶性纖維，所以膳食纖維對人體來說是非常重要的。

　　同時膳食纖維還有很多其他好處：

　　1.　可以保持消化系統的健康

2. 增加免疫力

3. 有效降低膽固醇的含量

4. 有效降低胰島素和三酸甘油酯

5. 對通便、利尿幫助很大

6. 有效防止心血管疾病，癌症或是其他的疾病

7. 可以平衡身體內的荷爾蒙等激素

綜合以上，膳食纖維對我們來講，作用不能輕視。

番茄，熟食比生食更易吸收

番茄是我們最為熟悉的一種紅色蔬菜，在這種蔬菜中，營養物質的含量很高，對我們的身體也是很有利的。

番茄的身上都是對身體有利的物質。熟的番茄富含番茄紅素，這種植物生化素具有很強的抗氧化功能，對於預防胃癌、前列腺癌、和乳癌都有顯著效果。番茄紅素主要存在於番茄的表皮中，所以番茄連皮吃效果更好。此外番茄中的 β 胡蘿蔔素在體內可以轉化成維他命 A，能夠保護眼睛。我們在買番茄時應盡量挑選全紅的番茄，因為未成熟的番茄中含有生物鹼，食用後身體容易產生不適。

當番茄被炒熟之後，就會使很多營養物質更加容易被吸收。所以，對於我們來講，番茄熟食是更好的選擇。

蔬菜儲存的時間過久就會使營養流失

　　對於蔬菜來講，我們最喜歡的當然是新鮮的蔬菜。儲藏的時間太久的蔬菜味道不如以，顏色沒有那麼光鮮亮麗了，這樣的蔬菜，營養物質已經流失了。

　　我們現在挑選蔬菜，更加注重蔬菜所含有的營養成分，但是，注重營養成分的同時我們也應該關注蔬菜儲存的時間。

　　對於很多蔬菜來講，儲存的時間越長就意味著營養成分流失得越多。比如番茄、小白菜、大白菜等蔬菜中都含有大量的維他命 C，但是如果存放時間較長，維他命 C 就會大量地遭到破壞。因此，蔬菜一次不要購買過多，最好是現吃現買，買來就吃以減少營養成分的損失。

　　對於蔬菜來講，每一天損失的維他命都是可觀的。當然，對於我們所食用的蔬菜，不僅是維他命的損失這麼簡單，還有水分的缺失。放置時間很長的蔬菜容易變質的，當蔬菜變質之後，就會對我們的身體產生一些有害的物質，這個時候，就不要再吃這些蔬菜了，否則的話，就會危害我們的身體健康。

非當季水果不吃為佳

　　在很多時候，我們可以在非水果成熟季節看見新鮮的水果，但是，對於這些讓我們垂涎欲滴的水果，真的是有利於我們健康嗎？其實，對於這些非當季的水果，最好還是不要吃。

因為，違背大自然的規律創造出來的水果，對我們的身體沒有什麼好處。

所謂的非當季水果，就是以人工方式給水果製造生長環境，包括溫度、溼度、土壤條件等，主要是利用溫室，改變植物的生長環境，讓植物的成熟季節提前。這種做法，就可以使植物在非生產季中生產出我們需要的水果。為了得到很高的利潤，有些人甚至違背自己的良心，給植物注射過量的催熟劑，或是把即將成熟的水果採摘下來，用乙烯使水果提前成熟。

當水果成熟的時候，運輸就成了一個大問題。水果在不適當的季節裡保存的時間是相當短暫的。但是，有的商人為了獲取高額的利潤，就會在水果的表層塗上一層防腐劑，甚至會把防腐劑注射到水果內部。

在非當季水果中，營養物質的含量也是相對較少的。所以，對於非當季的水果，最好就是不要食用了。

非當季的水果被不肖商人天家的藥劑會使兒童性早熟，也會使老人的免疫力降低。總而言之，非當季的水果，對於健康是很不利的。

吃水果也要講究時機

水果給人的口感、觀感都是相當好的，所以大部分的人都喜歡。水果的食用方法也是比蔬菜要簡單很多。洗一洗，生食

就可以了。但是，水果的食用也是要講究時機的。不同的時間吃水果，所產生的效果是不一樣的。

在水果中，含有豐富的維他命和礦物質。維他命是應該避免高溫的。蔬菜因為需要加熱，很多維他命就這樣流失了。但水果不一樣。水果不需要高溫加熱，所以留了大部分的維他命。這就為我們的身體提供豐富的營養物質。

水果可以飯前一至兩小時食用。我們知道，食物中的營養物質要一段時間，才可以到達腸胃進行消化。如果可以在飯前吃一些水果，就能在腸胃中為其他食物做鋪墊，促使消化液的分泌，當吃正餐，食物進入腸胃之後很容易被分解，不會對腸胃造成威脅。

水果在飯後一到兩個小時吃也可以。水果，不僅為我們的身體提供營養物質，也能清理腸胃。飯後，各種食物在腸胃中進行消化和吸收，就會有一些殘留物滯留在腸胃中。這個時候，吃些水果，就有助於腸胃把這些殘留物排出體外。

但是，水果盡量別在用餐中間吃，水果比其他的食物更加容易進入腸胃，如果在飯中食用水果，就會使身體大量分泌所需要的消化液，就容易造成身體因消化液過多，產生嘔吐的反應。進到胃中的食物，也會堆積在身體中，對身體造成傷害。

野菜的價值及吃野菜的細節

現在，吃野菜是一種很流行的飲食方式。但是，食用野菜是有學問的。野菜的確有很豐富的營養價值。但很多人不了解野菜，千萬不能亂吃。亂吃，就會對身體健康有損傷。那麼，吃野菜到底有什麼學問呢？

首先，春季食用野菜是最適宜的。野菜是很好的一種食物。薺菜、枸杞、馬齒莧……各式各樣的野菜在春季可以看到，也可以食用。春天挖野菜或是在菜市場買野菜，注意要買新鮮的野菜，撒了農藥之後的野菜，最好不要買。

其次，野菜營養價值是很高的。吃野菜對於我們的身體有好處。一般的野菜，沒有經過人工培植，所以沒有農藥、化肥之類的物質，且在野菜中，蛋白質、脂肪、碳水化合物、維他命、礦物質等營養成分含量很高，植物纖維也比我們食用的普通的蔬菜要高很多。

第三，野菜也是有一定藥物價值的。譬如薺菜能清肝明目、中和脾胃、止血降壓；蒲公英可清熱解毒，是糖尿病、肝炎病人適宜食用的一種蔬菜；蕨菜的功效是清熱、利尿、益氣、養陰。苦菜、馬齒莧，能清熱解毒，涼血止血，還能保護心血管。此外，野菜還普遍含有豐富的粗纖維，對治療便祕和防治結腸癌都有好處。

第四，在春季採摘野菜的時候要注意，不能採摘被污染過

的野菜。現在，有些植物會長在工廠的旁邊，這時候，就不要食用這種野菜了，以免工廠的廢棄物汙染了野菜，食用之後產生不良反應。

第五，野菜是不能長時間大量食用的。因為多數野菜性涼致寒，比較容易造成脾寒胃虛的後果，野菜含有的草酸等物質比較多，過多食用易影響鈣的吸收。如野生薺菜吃多了，容易導致脾胃虛弱、血淤氣滯。吃野菜也不能亂搭配，大多數野菜都有藥用價值，但不同的野菜藥效不同，混吃可能因為藥效不適宜產生不良反應，不但無法滋補身體，反而有害於身體健康。

有些蔬菜是阻礙人體補鈣的元凶

我們在選擇蔬菜補充身體營養的時候，需要了解該種蔬菜的作用，以及會妨礙哪些營養素的吸收。那麼，對於需要補鈣的人來講，哪些蔬菜會阻礙身體對鈣物質的吸收呢？

首先，蛋白質含量高的蔬菜，補鈣族群應少吃。蛋白質的含量過高是引起骨質疏鬆的關鍵因素，每天攝取 80 克的蛋白質，就會使 37 毫克的鈣在身體中流失掉。這時候，盡量避免吃蛋白質含量極高的蔬菜。蛋白質的攝取量也要在標準中，不要攝取過量。

其次，含有大量脂肪酸的蔬菜最好不要多吃。身體對於脂肪酸的分解需要時間。在分解脂肪酸的時候，分解後的產物會

很容易和鈣物質相互結合，從而把身體中的鈣物質流失掉，排出體外。

第三，富含磷元素的蔬菜對於鈣物質的吸收也有影響。一個人的身體中，鈣與磷的比例應該保持在 1：0.5 的狀態下。只有在這個狀態裡，鈣質才能被身體順利吸收，讓鈣物質的營養價值發揮。當我們的身體攝取過量的磷元素的時候，就會迫使身體中的鈣質排出體外。為了保證這種比例不會失調，含有磷元素過多的蔬菜，最好少量進食。

第四，對於植酸、草酸含量過高的蔬菜，我們也是應該避免接觸的。當植酸、草酸這種物質的含量過高的時候，也會影響鈣物質在身體中的吸收。攝取大量的草酸與植酸，過剩的草酸和植酸就會與鈣元素相互結合，形成不能被腸道吸收的物質，最後排出體外。這也就是素食者常常會得「軟骨病」、「骨質疏鬆症」的原因。所以，對於含有草酸與植酸的量極大的蔬菜，補鈣族群應該保持距離。

素食者的四大飲食營養迷思

現在，有很多的素食者。但有些素食者對於素食，卻存在著很大的飲食迷思。

第一個迷思，素食主義者的飲食中油脂、糖、鹽等物質是處於過量狀態的。對於素食主義者來講，飲食很清淡的。為了

使食物的口感較好，有些人會加入大量的調味品。但是，這種做法是對健康不利的。這時候，會使身體攝取的營養物質的含量超過正常的標準，給身體造成負擔。像是放的油比較多，就會使脂肪的攝取量超過正常的標準，導致肥胖等不良的身體狀況。大量的食鹽會使血液中的鈉元素升高，這樣，就增加了患上高血壓的危險。

第二個迷思，素食主義者食用水果過多。對於這種做法，是有待商榷的。很多的素食主義者會在閒暇的時間裡吃大量的水果，但是，這依然沒有給這種人帶來很好的身材。其實，在水果中，糖分的含量是很高的，會提供過量的熱量。而這些熱量無法被全部應用，就會轉化為脂肪的形式儲存在身體中，就會使身體出現肥胖的症狀，也會對身體中熱量的平衡造成威脅。

第三個迷思，生吃蔬菜。對於生吃的蔬菜，我們要懂得選擇。很多的蔬菜生吃並不是很好。加上一些油脂質的物質之後，才能發揮自己的營養價值。其次，對於生吃的蔬菜，有些素食主義者喜歡加上沙拉醬。但是，在沙拉醬中，脂肪含量高達60%以上，用它進行涼拌，並不比放油脂烹調熱量低。

第四個迷思，有些素食主義者只是選擇一些「減肥蔬菜」。對於蔬菜來講，不僅要為我們供應維他命C和胡蘿蔔素這種必要的營養素，對於鐵、鈣、葉酸、維他命B2等營養物質也要有一定量的攝取。所以，應盡量選擇一些可以為自己的身體提供完全的營養物質的蔬菜，不能只看中那些可以減肥的蔬菜。

可以減肥的蔬菜，通常是缺少某種營養物質。經常使用這種蔬菜，就會造成身體中營養物質的攝取並不完全的狀況，會出現一些營養素缺乏的症狀。

這些就是素食主義者的四大迷思。我們應該注意到這幾點，只有關注這些應該注意的問題，才會保持身體的健康狀況，才能在身體上出現一些反應的時候，及時處理這些問題，維護自己的身體健康。

生吃蔬菜的原則和方法

經過研究表明，有些蔬菜生吃的營養價值是很高的。因為生的蔬菜可以提供大量纖維，有助於排毒，而且有些蔬菜生吃可以減少營養物質流失。

但是，生吃蔬菜是要注意方法和原則的。

首先，多吃綠葉類，少吃根莖類。因為陽光充分照射的蔬菜對身體好處大。這種食用的方法會把蔬菜的營養物質輸送給我們的身體，會給我們帶來好處。

其次，多吃「生」，少吃「蒸煮」。生吃蔬菜可以保留營養成分，使這種蔬菜的營養價值達到最高的水準。

第三，就是多吃清淡，少加鹽。在生吃的蔬菜中，為了使這種蔬菜的口感變得更好，我們通常會加入適當的調味料。但是，對於鹽這種物質，適量就好，不要多放。

　　第四，多吃天然原生的蔬菜。不要想著榨成汁再進行食用，這是錯誤的做法。因為，在加工的過程中，很多營養成分已經遭到了破壞。

　　最後，可選擇多種蔬菜一起生吃，不要靠單一的種類食用，否則會造成身體營養物質的不均衡。

第 11 章　蔬菜和水果，一樣也不能少

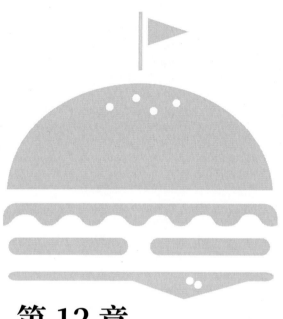

第 12 章
每天吃奶類、大豆或其製品

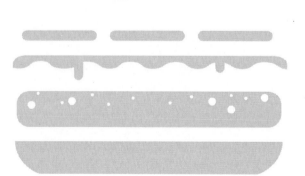

為什麼我們要增加飲奶量

在我們的日常飲食中，經常會出現營養物質攝取不全面的問題。所以三餐之後，我們還需要吃一些水果或是營養品，來滿足我們身體的需要。

奶類的營養成分比較齊全，且對於我們所需物質的組成比例也很恰當。奶類是我們補充身體中的營養物質的最佳補品。

奶類這種物質，不僅能夠補充我們身體中缺少的蛋白質，對於脂肪、礦物質、維他命、微量元素都有補充作用。所以，奶類對於我們身體的營養物質的補充是最為全面的。喝奶，也不僅有利於營養物質的補充，也能維護骨骼、肝臟。

牛奶是極為重要的食物。多喝一些奶，可以使我們的精神狀態飽滿，利於我們更好地工作和上課。

飲奶有利於預防骨質疏鬆

各種奶類甚至乳製品中營養物質的含量都是相當可觀的，在各種奶類中，不僅只含有蛋白質、脂肪這種營養物質，還含有一定量的鈣、鐵、磷等微量元素。這就是說，在奶類中，營養物質的種類是相當完善的，喝奶對於預防骨質疏鬆也有幫助。

在我們的身體中，骨骼是相當重要的，但是它的強度取決於骨礦物和骨基質含量。當然，骨骼的狀況與年齡也有著不可分割的關係。隨著年齡的不斷增長，在骨骼中的骨礦物會有流

失，女性的流失程度幾乎是男性的三倍。也就是說，女性比男性更容易患上骨質疏鬆這種疾病。所以，為了減少或是避免這種情況的發生，我們就需要各種奶類甚至是乳製品的幫助。

患上骨質疏鬆這種疾病的主要因素有兩個：峰值骨密度是其中的一個原因，這是決定骨質疏鬆發病的重要因素，這個數值越高，人的骨骼就會越好；二是骨礦物質低於正常水準，人在進入老年狀態時，就會有一定量的骨礦物的流失，失去的越多，骨骼就會越不好。所以，我們就需要在日常生活中改善這種狀況，就需要各種奶類的說明。

在奶類中，含有一定量的蛋白質、鈣、磷和維他命 D。這些物質與骨骼健康的關係是極其密切的。牛奶富含鈣和蛋白質，鈣、磷比例恰到好處，容易強化維他命 D，可以更好地促進人體對鈣的吸收，這就會為我們的身體吸收鈣、磷提供很好的幫助。並且，液態的奶品，鈣和磷都是溶解的，就會比較利於我們身體的吸收。根據相關研究表明，每天飲用一定量的奶類，對於預防骨質疏鬆有幫助。

對於我們現在的生活狀態來講，為了預防我們日後的骨骼會出現各種問題，就要從現在起，開始強化我們的骨骼。在奶類這種物質中，含有骨骼需要的各種營養物質。因此，對於骨骼的強化，奶類是很好的營養品。

脫脂奶或低脂奶適用的族群

脫脂奶和低脂奶這兩種牛奶對我們來講，我們往往利用這兩種物質中所含有的蛋白質，且希望在這兩種物質中的脂肪的含量減少。這種牛奶的價格與普通的牛奶沒有差異，銷量卻不如普通的牛奶。

當然，這種狀況與消費者不習慣低脂、脫脂牛奶也是有一定關係的。但是主要的原因，是因為這兩種牛奶的口感不好。這兩種牛奶對於我們的身體雖然有好處，但是，由於在營養物質上的差別，使這兩種牛奶的味道很淡，沒有普通牛奶鮮美。所以，大多數人是不喜歡這兩種牛奶的。

其實，這種牛奶對於我們的身體是很好的。我們每一天喝一定量的低脂肪牛奶，對於腎臟功能很有幫助。這兩種奶中所含的蛋白質、維他命 D 和鎂，對心臟有益，能夠降低患上心臟病的危險。

喝低脂牛奶還可以降低血壓。對於高血壓的病人，我們都了解應該低鹽、低脂。這樣的飲食有助於控制血壓，這個時候我們往往就不會再飲用牛奶了。其實，這個時候，對於高血壓的病人來講，可以喝一些脫脂奶或低脂奶。

其實，兩歲以後的兒童也可以喝這兩種牛奶。因為，這個時期的孩子身體器官還不成熟，飲用普通的牛奶會給孩子的身體帶來負擔。這樣的話，就會損傷孩子的健康。這個時候，脫

脂奶或低脂奶就會是一種很好的選擇。

乳糖不耐症患者如何喝奶

在我們的日常生活中，有些人因為對於乳糖的分解有問題，過多攝取牛奶這種物質就會給身體帶來困擾。那麼，這個時候應該怎樣去喝牛奶呢？

其實，乳糖不耐症的原因是身體中缺少消化乳糖的酶。每個人的身體機能都是不一樣的，有的人這種酶的分泌很多，但是有的人這種酶的分泌就會很少甚至沒有。那麼，我們如何來解決這種問題呢？

我們可以用一些乳製品來代替牛奶。有的乳製品中乳糖含量是很少甚至沒有的。所以對於乳糖的消化和吸收存在問題的人，就可以用這種乳製品來代替牛奶。這樣的話，就不會存在消化和吸收上的問題了。而且，對於補鈣這方面，乳製品的作用不一定會比牛奶的作用少。當然，現在的科技更進步了，我們可以試著去尋找特製的乳製品或是牛奶，這樣的話，也是可以解決問題的。

喝牛奶的時間也是有限制的。早上空腹喝牛奶就會對身體不好。對於乳糖的消化和吸收有困難的人，尤其不能在早上空腹喝牛奶。在喝牛奶之前，吃一些別的東西，就會有利於身體對於牛奶中的乳糖的消化和吸收。

　　我們還可以用優酪乳來代替牛奶。優酪乳中的乳糖已有20%至30%被降解，易於消化吸收。這樣的話，就會減輕消化和吸收的負擔。這種做法，對於身體來講，也是一種保護。

　　乳糖不耐症的人應該了解，怎樣可以既得到乳製品中的營養物質，又不會對身體造成損傷。

多喝乳製品也有弊端

　　當我們在飲用乳製品的時候，有沒有注意到，多喝這種乳製品對於身體來講，也是一種相當大的負擔呢？

　　乳製品吃多了，就會引起骨質疏鬆等相應的症狀。當然，不僅是有骨質疏鬆等相應的症狀，還會患上與關節炎、過敏、哮喘和各種胃病和輕度嗜睡症等疾病。其實，我們都了解，什麼東西的食用量都有限度，超過了這種限度，就算是營養價值再高的東西，也會給身體帶來負擔。乳製品也不例外。

　　在乳製品中，含量最高的就是蛋白質、脂質和鈣。吃過量的乳製品，就會造成這些物質的過量。那麼，過量之後，會有哪些症狀呢？

　　蛋白質的含量過量，會對腎臟造成危害。因為，當身體中的蛋白質無法被完全消耗時，過量的蛋白質就會流竄到腎臟。但是，我們的身體是不會許可營養物質無故流失的，就會在腎臟部位進行重吸收。這樣的話，過量的蛋白質就會為腎臟帶來

負擔，使腎臟遭到損傷。

脂質物質的過量。脂質這種物質一般來講是在小腸等部位就會被消化吸收。但是，當身體攝取的脂質類物質過量時，就會在小腸重新合成一定量的脂質，儲存在皮下組織。長期下來，就會造成身體的肥胖和消化系統的疾病。

當然，鈣元素等物質攝取過量也會造成身體上的不適症狀。血鈣過高，就會引起肌無力的症狀。

喝優酪乳的四個祕訣

優酪乳的營養價值很高，對我們的身體也有很好的作用。但是，喝優酪乳也是有學問的。

首先，我們要鑑別好優酪乳的品種。現在的市場裡，優酪乳的種類有很多。但是，有很多的所謂的優酪乳是由牛奶或奶粉、糖、乳酸或檸檬酸、蘋果酸、香料和防腐劑等混合後製成的一種飲料，並不是所謂的優酪乳，不具備保健作用，沒有什麼營養價值。所以在購買的時候，要仔細進行鑑別。

第二，在喝優酪乳的時候，注意不能空腹飲用。乳酸菌的生長是有特定環境的，它要求酸鹼度在 5.4 左右，在空腹狀態下，胃酸的酸鹼度比 2 還要低，如果在這時飲用優酪乳，乳酸菌就會被胃酸殺死，優酪乳的保健作用就會受到損害，營養價值就會降低。但是，在飯後，人體的酸鹼度會升高，變成適合

的環境來幫助乳酸菌實現自己的價值。

第三，喝完優酪乳之後，一定要漱口。在喝完優酪乳之後，如果不及時漱口，就會助長齲齒的生長，這就是乳酸菌在牙齒中成長造成的不良後果。

最後，優酪乳是不能加熱的。在優酪乳中，有很多的活性乳酸菌，在經過加熱和開水的煮燙之後，這種乳酸菌就會大量的死亡。這樣，就會使優酪乳的營養價值降低。

這就是優酪乳的四祕訣。但是，在飲用優酪乳的時候還要注意一些小事。優酪乳是不適宜和一些藥物一起食用的，一起食用很可能會讓兩者衝突產生反應，使身體不適。優酪乳是不適合給嬰兒食用的，嬰兒正處於發育成長的階段，需要補充一定含量的營養物質，包括鈣、蛋白質等營養素。在優酪乳中的乳酸菌雖然可以生成很多的微生物，但是也會阻礙營養物質的吸收和利用，影響身體的消化功能，尤其對嬰兒和早產的孩子更是不利。

為什麼要鼓勵增加大豆及其製品的攝取

大豆主要是指黃豆，而豆製品就多了。非發酵豆製品有豆漿、豆腐、豆腐乾、腐竹等，發酵豆製品有豆豉、豆瓣醬、腐乳、臭豆腐等。這麼多的豆製品出現在我們的生活裡，代表一件事，那就是豆類對於我們的身體健康，對於我們的營養物質

的攝取是有很大好處的。

　　大豆含有豐富的優質蛋白、不飽和脂肪酸、鈣及維他命 B群，是我們日常生活中吸收蛋白質的主要來源。大豆蛋白質含量約為 35% 至 40%，除蛋胺酸外，其餘必需胺基酸的組成和比例與動物蛋白相似，而且富含穀類蛋白缺乏的離胺酸，是與穀類蛋白質相互補充的一種物質。

　　大豆中脂肪含量約為 15% 至 20%，其中不飽和脂肪酸占85%，亞麻油酸高達 50%，且消化率高，還含有較多磷脂。大豆中碳水化合物含量約為 25% 至 30%，有一半是膳食纖維。大豆還含有豐富的磷、鐵、鈣，每 100 公克大豆分別含有磷 571毫克、鐵 11 毫克和鈣 367 毫克，明顯多於穀類。這些都是大豆及其豆製品在我們的日常生活中所占有的優勢。

　　但是，在大豆中植酸含量是相對稍高的，可能會影響鐵和鋅等礦物元素在身體中的利用吸收。大豆中維他命 B1、維他命B2 和菸酸等維他命 B 群含量也是相當豐富的。

　　在我們的生活中，大豆及其豆製品已經逐漸走入了我們的生活。我們現在也清楚這種物質對於我們生活的價值。這種物質不僅有利於我們對於營養物質的補充，也能維護我們的身體健康和器官。

豆製品與其他食物如何搭配更營養

根據我們的生活經驗，在我們提到蛋白質的時候，就會想到豆製品。確實，在大豆中含有極其豐富的蛋白質，這種蛋白質中沒有膽固醇，是一種質地優良的品種。用這種蛋白質可以製作出很多的營養品，對於身體健康也有著相當重要的作用。當然，豆製品並不是僅僅提供蛋白質這麼簡單。在配菜食用時，也有作用。

豆製品和其他食物一起搭配食用是非常好的。大豆中的脂肪，能促進人的生長發育及神經活動。

大豆是可以和玉米一起食用的。將 25% 的大豆與 75% 的玉米混合在一起，磨成粉，用其熬成粥或製成各類食品，這種食品的營養價值是非常高的。

豆腐和海帶也是一種很好的搭配。在大豆中有一種物質，能夠阻礙容易引起動脈硬化的氧化脂質產生，還可以抑制脂肪的吸收，促進脂肪的分解，排出碘元素。但身體中碘元素的含量不足，就會引起一系列的疾病。這時候，海帶就會發揮功效。

此外，大豆排骨湯也是一種補身體的好食物。大豆蛋白質中的離胺酸含量較高，蛋氨酸含量較低；而排骨蛋白質中的蛋氨酸含量較高。這兩種食物搭配食用，就可以產生互補的作用。這樣的話，有利於營養物質的吸收和利用。

鯽魚和豆腐的搭配也不錯。這種搭配脂肪的含量較少，而

且食物的味道很好，有降低膽固醇的作用。對於一些疾病，譬如高血壓、動脈硬化、冠狀動脈心臟病、心血管疾病都有療效。

第 12 章　每天吃奶類、大豆或其製品

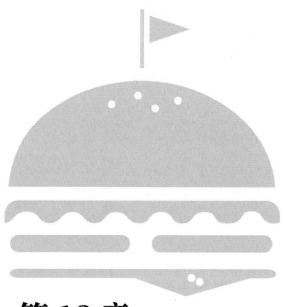

第 13 章
肉類的營養搭配與正確食用

不宜和豬肉搭配的食物

豬肉是我們日常生活中接觸最多的一種肉類。我們對於豬肉是非常了解的，所以有很多的烹調方法，可以把這種食物做得十分美味。但是，有一些食物是不能和豬肉一起食用的。下面，讓我們了解一下，什麼東西是不適宜和豬肉一起食用的呢？

首先，牛肉是不能和豬肉一起吃的。這種說法在我們這個古老的民族裡已經流傳很久了。從我們古老的醫學上來講，豬肉是酸冷、微寒的食物，有陰寒的性質。但是，牛肉氣味甘溫，能補脾胃、壯腰腳，更有益氣補血的功效。這兩種物質的功效是不一樣的。它們在性質上也是相互抵制的。所以，不適宜一起食用。

除了牛肉以外，羊肝也不適合和豬肉一起食用。這是因為羊肝性味苦寒，補肝、明目，治肝風虛熱，在性質上也是和豬肉相互衝突的。而且，羊肝是有膻味的，和豬肉一起食用，就會產生奇怪的味道。所以，豬肉和羊肝也是不應該一起食用的。

豬肉和大豆也是一種不適當的搭配。在豆類中，植酸的含量是相當高的，植酸中含有很高的磷元素。這種物質的大量存在，就會影響豬肉蛋白質的利用。所以，大豆不適宜和豬肉一起食用。

除了上述食物以外，香菜也是不能和豬肉一起食用的。

羊肉適宜搭配涼性蔬菜食用

羊肉是我們日常生活中很常見的一種肉類。但肝臟有病的人，如果食用大量的羊肉，肝臟不能全部有效地完成蛋白質和脂肪的氧化、分解、吸收等代謝過程，就會加重肝臟的負擔。而且，經常口舌糜爛、眼睛紅、口苦、煩躁、咽喉乾痛、齒齦腫痛的人也不應該吃很多的羊肉。

因此，吃羊肉還是有學問的。

經常吃羊肉的話，會很容易上火。所以，羊肉最好就是和涼菜一起搭配。這樣就可以有清涼、解毒、消除火氣的作用。這種涼菜可以是金針菇、蘑菇、茭、筍、絲瓜、菠菜、白菜等。羊肉和蘿蔔也是一種很好的組合。這種搭配可以充分發揮蘿蔔的作用，可消積滯、化痰熱。

但是，對於羊肉來講，我們也要注意飲食上的規則。我們要了解羊肉的性質，不能在自己身體條件不好的狀態下吃這種肉類。否則會對身體的器官產生某種負擔，對健康也會產生不良影響。

選吃牛肉有訣竅

牛肉是我們日常生活中常見的一種食物。但是，我們在選擇牛肉的時候有方法和訣竅。這些大家了解嗎？其實，牛肉是有級別的區分的。最好的是里肌，其次是牛脖子肉、外脊，然

後是牛腿臀肉，之後是肋條、胸口，最後是腱子。這就是牛肉的基本級別。牛身上不同部位上的肉，是有不同的作用的。

用牛肉來做餡時，可以選擇用脖子肉。這種餡的特點是肥瘦兼有，肉質好。這個部位的肉，比較容易切碎，也容易入味，也比其他部位更容易包成餡料。

對於清燉牛肉，用牛的胸肉是最合適的。這個部位煮熟之後，口感是嫩有嚼勁的，肥而不膩；肋條上的筋和肉都是一起的，煮熟之後口感豐富；腱子的肉煮熟之後鮮嫩鬆軟。這些部位的肉比較適合於燉、煮這種做法。

對於炒菜而言，比較適宜用瘦肉和嫩肉。這個時候，就要使用里肌、外脊、牛脖子肉、牛腿臀等部位的肉。這些部位炒熟之後的肉，口感上比其他部位要鮮美很多，味道也是比較好的。

我們知道了牛肉不同部位的用處，那麼，我們要怎樣來鑑別牛肉的新鮮度呢？下面，我們來看一下，到底怎樣來鑑別呢？

首先，看牛肉的顏色。新鮮的肉有光澤，紅色的分布均勻，脂肪呈潔白或淡黃色；變質的肉的肌肉顏色較為暗淡，沒有什麼光澤，脂肪呈現黃綠色這種不正常的顏色。

其次，摸牛肉的黏度。新鮮的肉外表微乾或有風乾膜，不黏手，彈性好；變質肉的外表黏手或極度乾燥，新切面黏手，指壓後凹陷不能恢復，留有明顯壓痕。

最後一種方法就是聞一下肉的氣味，變質肉的味道難聞。

最後，老肉和嫩肉之間有什麼區別？老肉肉色是鮮紅的，肉質比較粗糙；嫩肉的肉色是淺紅色的，有充滿彈性和細膩感。

採取雞肉食療，選雞要看「性別」

在我們的日常生活中，接觸最多的就是豬肉、牛肉、羊肉還有雞肉。但是，我們在選擇雞肉的時候，有沒有注意過雞的性別呢？

我們在選擇雞肉的時候，注重的往往是它的新鮮程度和品種，對於它的性別不是很關心。但公雞和母雞在食療這個方面上是有不同的作用的。

中醫認為，公雞的肉是陽性的，溫補的作用比較高，比較適合陽虛氣弱的人吃，而且有助於腎陽不足引起的小便頻密、耳聾、精少精冷等病症的治療；母雞肉是顯陰性的，對於治療脾胃氣虛導致的身體乏力、胃脘隱痛、產後乳少以及頭暈等症狀有一定效果，尤其適合某些特定的族群食用，如產婦、年邁的老人等。

當然，用雞肉來作為食物的食療菜也是可以的。

歸參燉母雞就是一種很好的食療的菜，這道菜餚所用的雞就是母雞，還需要當歸和黨參。把各種食用材料洗淨，把鹽、味精等調味品一起放進雞的肚子裡。把制好的食物材料放進砂

鍋中，加入足夠的水，把雞燉熟就可以了。這個湯有益氣養血、健脾補虛的作用，適合久病體衰、少氣懶言、乏力自汗、心悸失眠、記憶力下降、眼目昏花的人食用。

雞汁粥也是一道很好的食療菜餚。雞汁粥的材料用的是母雞湯，還有適量的米。把米洗乾淨，雞湯上面的油去除掉，燉成粥就可以了。這種粥對於身體來講，是一種很好的補品，有助於睡眠。

對於雞肉桂圓湯來講，用的是小公雞，還有適量的桂圓。把小公雞肉切成塊，加入桂圓，放好調味料，把雞燉熟爛就可以了。這種湯具有溫腎壯陽的作用，適合腎陽虧虛所致的尿頻或遺尿的人喝。

我們應該清楚，什麼樣的雞對於我們的身體有什麼作用。這樣才能根據我們的身體狀況，來確定我們需要什麼樣的雞肉，讓食物發揮最大的效用。

美味魚肉的不同功效

我們都知道，魚肉要是燉的好的話，就會充滿鮮味。這對於我們的味覺是一種享受。但是，大家可能不了解，這種鮮美的魚肉還有很多其他的功效，對於我們的身體健康有很大的好處。在魚的種類這方面來說，一般可以分為淡水魚和海水魚。不僅是在味道上有區別，在營養價值上也有所不同的。我們應

該如何來選擇我們需要的魚呢？

海水魚的身體中，含有很多對大腦有益處的營養物質。常見的海水魚有帶魚、黃魚、鮑魚、魷魚、沙丁魚、鯧魚、鮪魚、鮭魚等。在海水魚的身體中，含有稀有的高度不飽和脂肪酸，而且還含有核酸的組成成分，是大腦營養成分的一種。當然，這種物質也能提升大腦的記憶力。此外，海魚中有很多的像 omega-3 脂肪酸、牛磺酸等物質，比淡水魚的含量要高得多。這些物質對於緩解腦血管痙攣、惡性偏頭痛都有很好的療效，有效提高我們身體中的免疫力。

黃魚對於促進食慾有幫助。帶魚有滋補強壯、和中開胃、補虛澤膚的功效。魷魚對肝臟具有解毒、排毒功效，因此有助於身體抗疲勞。魷魚還有調節血壓、保護神經纖維活化細胞的作用，經常食用魷魚能延緩身體衰老。

在淡水魚的身體中，蛋白質、維他命 A、D 及多種礦物質等營養物質的含量極其豐富。但是，每一種淡水魚的主要作用也是不一樣的。我們可以食用的淡水魚有以下幾種：草魚、鯽魚、鱔魚等。

草魚的肉味甘、性溫，生活中我們經常可以看到人們用它和油條、蛋、胡椒粉一起蒸，可以使眼睛更加明亮。草魚還可以護胃、平肝，對於老年人來講，也是一種很好的食品。

鯽魚對於治療慢性腎炎、肝硬化所引起的水腫有療效。鯽魚冬瓜湯，或不放鹽的鯽魚赤豆湯都會對這種病症有療效。長

期堅持，就可以消除水腫。對於患有慢性支氣管炎、長期咳嗽的病人來講，紅糖燉鯽魚，經常食用，就會有化痰止咳，滋潤心肺的作用。

這些，就是鮮魚的功效。我們了解了這些魚的各種功效，就可以根據我們每個人不同的身體狀況，來決定我們每個人應該吃什麼魚，怎樣來食用這些魚類。

魚乾、肉乾不宜多吃

把食物製成乾貨，譬如魚乾、肉乾等，可以長時間保存。我們也因為這些食物的口感和味道很好，對這種食物產生了好感。但是，這種食物最好不要過多食用。

首先，這種魚乾、肉乾類的物質中含有致癌物質，像亞硝胺這種物質在魚乾、肉乾中是普遍存在的，這是一種很強的致癌物質。蛋白質經過分解之後，和亞硝酸鹽組合，就會出現這種物質。少量食用，因為身體中有毒素處理的功能，可以自己清理掉產生的有毒物質；但是，大量的食用，就會給身體造成負擔，影響身體健康。還會在身體中增加廢物的含量。在魚乾、肉乾中，的確含有大量的蛋白質，但是，這只是對我們的身體有好處。蛋白質的含量攝取過多，超過了我們可以處理的含量，就會增加身體的負擔。

在夏天時，這種蛋白質和鹽分過多的食物攝取量過多，也

233

會給我們的身體造成不適的感覺。譬如，我們會產生口渴的感覺，最嚴重的，還會有脫水的狀況。所以，對於這類食物，最好的方法就是少吃。如果這種物質的食用量過多，也可以多喝一些水或是淡茶，並且應該增加蔬菜和水果的攝取量。

這類物質不利於減肥，熱量是極其可觀的。脂肪的攝取量過高，對於減肥自然不利，這類食物還對不飽和脂肪酸的攝取有影響。

所以，對於魚乾、肉乾這種物質，應少吃為宜，以保障我們的身體健康和營養攝取量的平衡。

吃海鮮須特別注意的問題

海鮮是有利於我們身體健康的。但是食用海鮮，我們還是應該注意一些問題。

1. 沒有煮熟的海鮮千萬不能吃的，因為裡面含有大量的細菌。這種病菌主要是副溶血性弧菌等，它們對於溫度有較強的耐性的，只有溫度達到 80°C 以上才能殺死它們。除了海水中本來就存在的菌種以外，在海鮮中還有可能會有一些寄生蟲的卵和在烹調過程中帶進食物的細菌，所以，在烹調海鮮的過程中盡量使用高溫，以殺死這些細菌。

2. 在海鮮中，死貝類中含有的毒素是很多的。貝類本身

帶有的菌量就很高，蛋白質的分解速度又很快，這種
生物死亡之後就會產生大量的病菌，也會產生一定量
的毒素，在這種生物體中含有的不飽和物質也會腐
化，對我們的身體產生不良的影響，損害身體健康。
所以新鮮的海鮮，最好立即烹調。

3. 剛吃海鮮之後，不要吃大量的水果。在海鮮中一般會
   含有蛋白質和鈣，但是在水果中含有一定量的單寧
   酸，在這個時間吃水果，不但影響蛋白質的吸收情
   況，海鮮中的鈣還會與水果中的單寧酸相結合，形成
   難溶的物質，對腸胃會有不利的影響，甚至引起腹
   痛、噁心、嘔吐等症狀。

4. 吃完海鮮之後喝茶對身體也是有影響的。在茶葉中也
   含有一定量的單寧酸，同樣能與海鮮中的鈣形成難溶
   的物質。所以，在吃海鮮的時候，盡量不要喝茶。

5. 海鮮是不能和含維他命 C 多的食物一起吃的，一起食
   用會產生中毒的後果。在大量的海鮮中一般會有很多
   的砷這種化學物質。當它遇見維他命 C 的時候，就會
   發生化學反應，生成我們俗稱砒霜的這種有毒物質。

這些，就是我們食用海鮮應該注意的事項，只有正確地吃
海鮮，才能保證我們把海鮮的營養物質全部吸收。

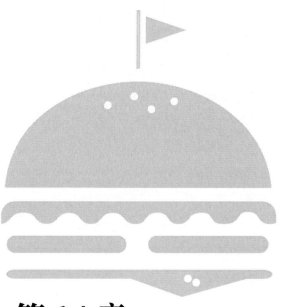

第 14 章
減少烹調油用量，吃清淡少鹽飲食

每天烹調油攝取量不宜超過 25 克或 30 克

其實，我們食用的烹調油不一定非要很多。油脂的攝取過量會對我們的身體的器官產生負擔。油攝取的量過多，會出現哪些症狀呢？

油吃多了會導致脂肪攝取過多，增加肥胖、高血脂、動脈粥狀硬化等多種慢性疾病的危險。那麼，每天攝取多少烹調油最適宜，怎麼吃才合理？

在我們的生活中，烹調油是提供人們所需脂肪的重要來源，包括植物油和動物油。動物油含有膽固醇，脂肪含量為 90％左右，而植物油的膽固醇含量為 0，含有的脂肪量高達 99％，因此植物油是最佳選擇。植物油包括大豆油、花生油、菜籽油、玉米油、芝麻油、棉籽油、橄欖油等，當然他們的營養價值也是各不相同的。

就算植物油的營養價值再高，如果吃太多，對身體也沒有好處。攝取過多的烹調油就成為高血脂症的危險因素，長期血脂異常會誘發多種慢性疾病。所以，我們要改變自己食用烹調油的習慣。

實際上，人體每天烹調油攝取量不宜超過 25 ～ 30 克。這是最佳的食用烹調油的量。烹調油在我們日常生活中的廣泛應用我們大家都明白，過多攝取這種物質的危害我們也清楚，但我們也不能使自己攝取烹調油的量不足。所 20 ～ 30 克之間的

烹調油是最適合我們食用的量。

遠離反式脂肪酸

我們都清楚地知道，營養物質對於我們的身體有多麼地重要。所以，在平常的飲食中，我們會盡量使我們的飲食保持均衡，以提供身體中缺乏的一些營養物質。但是，並不是每一個人的補充方法和物質的吸收都是正確或處於正常的狀態。在我們的生活中，有一種物質叫做反式脂肪酸。這種物質也會跟隨我們的飲食進入到我們的飲食中。這種物質對於身體健康來講，並沒有什麼好處。

那麼，什麼是反式脂肪酸呢？

我們知道脂肪酸是一類化合物，由碳氫兩種元素組成，含有若干個羧基。我們常提到的脂肪，是由甘油和脂肪酸組成的三酸甘油酯。這種脂肪酸分為飽和的脂肪酸和不飽和的脂肪酸兩種。而對於不飽和的脂肪酸，它的其中一個雙鍵形成時，這時候就會有兩種相應的結構：順式和反式。順式結構的不飽和脂肪酸在正常的溫度時是液態，譬如植物油；但是，反式的不飽和脂肪酸在正常的溫度下是固態。

這種物質對於我們的生活和健康是有害的，我們應該盡量避免與這種物質相互打交道。那麼，反式脂肪酸到底是怎麼產生的呢？

其實，大部分的反式脂肪酸都是植物油透過與氫的合成之後，把自己的順式不飽和脂肪酸轉變成常溫下更穩定的固態反式脂肪酸。人造奶油，實際上就是應用這個過程製造出來的，而且透過這種做法，還可以增加產品貨架期和穩定食品風味。當然，在奶油蛋糕、奶油麵包、曲奇餅乾、炸薯條、麻花捲、沙拉醬、奶油夾心餅乾、泡芙中含有較多的反式脂肪酸。在奶茶、咖啡奶精、冰淇淋、人造奶油巧克力這些東西中，反式脂肪酸的含量都是極其可觀的。

了解了這麼多，反式脂肪酸對於我們的身體到底有哪些危害呢？

這種反式脂肪酸會導致心臟病和糖尿病等疾病的發生。除此之外，它還影響著我們所食用的食品，在不知不覺中也在改變著我們身體的正常代謝途徑。含有不飽和脂肪的玉米油、棉子油可以降低膽固醇的水準，但是當這些植物油被氫化成為反式脂肪酸時，它的作用就會朝著相反的方向走。它們就會使血液中膽固醇升高，從而影響身體的健康，增加身體患上冠狀動脈心臟病的機率。除此之外，反式脂肪酸與乳癌也是有關係的。當然，對於腫瘤（乳癌等）、哮喘、糖尿病、過敏等疾病，反式脂肪酸也有一定影響。

在我們的日常生活中，反式脂肪酸在我們的日常飲食中是占有一席之地的。在了解了這種物質的組成結構和對我們身體健康所帶來的影響之後，我們就清楚地知道，對於這種物質，

我們還是遠離為好。

一天吃多少食鹽有益健康

在我們的日常生活中，我們每一天到底應該吃多少的食鹽才會有利於身體的健康呢？

實際上，鹽分在我們的身體中是有一定作用的。鹽的主要成分是鉀元素和鈉元素。在我們吃鹽的時候，主要補充的是我們身體中的鉀和鈉，這樣，我們的細胞外液和細胞內液才能在環境中保持穩定。但是，鹽分的攝取量是有限制的。吃得過多，就會使身體中的水分流失；吃得過少，就會使身體中的鹽分攝取量過少，鈉和鉀的攝取量不足，造成身體的不適症狀。所以不宜吃的過多，也不能過少。

如果一個人一天的鹽分攝取量超過了 15 克，就會超出正常人的鹽分的攝取量，超出我們的生理需求。對於患有高血壓的病人來說，每一天的食鹽攝取量應該保持在 2 ～ 5 克，而正常的人食鹽攝取量也應該保持在 6 克以下。

為了我們的身體健康，為了我們各個器官可以達到最佳的狀態，我們應該改變自己的飲食習慣，以清淡的食物為主，減淡自己的口味，使自己所食的菜餚稍微有點味道就可以了。這樣的話，把食鹽的使用量降低，吃的鈉鹽就會減少。當然，如果自己吃不慣沒有什麼味道的食物，就可以在菜餚中加入一些

其他的調味料，使菜餚的口感和味道稍微改變一下。當然，像麵粉、大豆、豆腐、毛豆、馬鈴薯，以及許多新鮮蔬菜都是含鹽量較低的食物，可以作為我們日常飲食的主要食材，但是，像鹹肉、臘肉、鹹菜等含鹽量較高的醃製品，就不是我們的最佳選擇了。

當然，食鹽用量也不宜過低，對長期限鈉者還需注意防止發生低鈉綜合症。

如何減少食鹽攝取量

每一天我們對於食鹽都是有攝取量的。

飲食上，我們可以這樣來分配：主食，每日少於 250 克的人，食鹽每日約兩克；主食每日 250 ～ 300 克之間的人，食鹽每日 3 克；主食每日高於 400 克的人，食鹽每日 3 ～ 4 克；如果是高血壓、冠狀動脈心臟病、腎動脈硬化、腎功能損害的人，就必須嚴格要求食鹽的量，每日都應該少於兩克；對於一般的成年人來講，每天應該控制在 6 克以下。更應該注意的是，從醬油中獲得的鹽分也應該計算到食鹽的攝取中。

其實，從醬油中獲得的鹽分是鹽的另一個主要來源。所以在計算食鹽的食用量時，還應加上經由醬油所攝取的食鹽量。但是，有一點需要說明的，醬油中食鹽含量為 18% 左右（大約 5 毫升醬油含鹽 1 克），所以醬油的使用量乘以 18%，才是食鹽

的含量。

　　我們舉一個例子，來了解一下食鹽的正確計算法。假設，一個有六人的家庭，買了 600 克鹽，共吃了二十天，那麼每人每日食鹽量是：600 克÷20 天÷6 人＝5 克。您買 500 克醬油，共吃了一個月，那麼每人每天經由醬油攝取的食鹽量是：500 克÷6 人÷30 天 x18% 含鹽量＝ 0.5 克。這個普通的家庭每個人在每一天的食鹽的攝取量是鹽 5 克＋醬油 0.5 克＝ 5.5 克。

　　這是一種很普通的食鹽的計算方法，只有真正了解自己的食鹽量，才能正確對待食鹽，真正知道自己所吃的食鹽的量是否符合身體的標準。

第 14 章　減少烹調油用量，吃清淡少鹽飲食

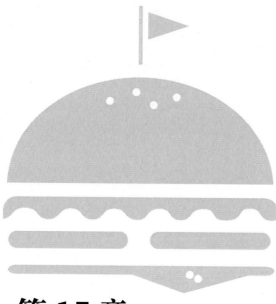

第 15 章
每天正確飲水，合理選擇飲料

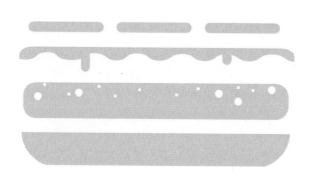

飲水不足或過多的危害

水分會對我們的身體好處多多，但在特定的情況下，也會對身體造成某些傷害。飲水過多或是過少，都會對身體造成傷害。因此，我們一定要注意自己飲水的量。

飲水不足或丟失的水分過多，可以使身體的新陳代謝失調。在正常的身體狀態下，我們是透過尿液、排汗、排便這三個途徑達到排水的目的的。一般來講，只要飲用一定量的水，就可以緩解身體的缺水狀況。但是，還存在一些不正常的失水情況，像腹瀉、嘔吐、胃部引流等。這時候，身體的缺水量是十分嚴重的。更重的時候，就要到醫院用醫療方式來補充這一部分的水了。其實，身體的失水是有一定界限的。

當失去的水的含量達到體重的 2%時，會出現口乾舌燥，尿量減少的狀況；失水達到體重的 10%時，會出現煩躁、全身無力、體溫升高、血壓下降、皮膚失去彈性這些不利於身體健康的狀況；失水超過體重的 20%時，人體就會有死亡的危險。

當然，當水分的攝取超過含量時，也會對身體造成危害。水分攝取超過身體的排出能力，可能會造成因為水分過多引起水的中毒事件。當然，這種狀況一般出現於身體上患有某些疾病的人，譬如：腎臟病、肝病、充血性心力衰竭等病症的病人。在正常人中，是很少見這種狀況的。

那麼，我們人體每天的飲水量應該是多少呢？

其實，我們人體的飲水量是受到限制的，主要與我們的年齡、身體活動的環境還有環境的溫度有關係的。對於成年人來講，每天的飲水量需要兩千毫升左右。當然，環境的不同，溫度的不同，要求水的量也是不一樣的。溫度越高，所需要的水分越多。工作或是生活中的體力需求量越大，要求水分的攝取量越多。

不是口渴了才喝水

對於水，我們每一天都在接觸著。但是，我們對於每天都需要的水，真的很了解嗎？水是地球上最常見的一種物質，也是組成生命的重要物質的一種。我們最常聽到的一句話就是「沒有水，就沒有生命」。對於人類來講，沒有可以進食的東西，人的生命可以延續一個星期或是更多。但是，如果離開了水，生命最多持續三天就已經是極限了。那麼水對於人體到底有什麼重要的作用呢？

1. 人體進行各種生理活動以及新陳代謝時，都需要水的參與。例如，各種營養素，脂質和蛋白質等重要的營養只有與水相結合，形成一定狀態的膠狀物才能被人體吸收；水在人體的血液中、各種細胞之間不停地流動著，依靠這種方式，運送氧氣和各種營養素到達身體的各個細胞，達到維持身體營養素的平衡的目的，

同時把新陳代謝產生的廢棄物質攜帶送出體外。因此，離開水，人體就不能正常進行這些生理活動。

2.　對於調節體溫，水也發揮了作用。人的呼吸作用和汗液的排出都會有一些水分隨之流失。例如，在炎熱的夏季，人類所處的環境的溫度一般比身體的溫度要高，人就需要依靠汗液的排出來保持身體正常的溫度。依靠水分的蒸發，保持體溫正常，使人免於中暑，是水的重要作用。

3.　水還有滋潤皮膚的重要作用。如果皮膚缺少水分，就會變得十分乾燥，沒有彈性，使面容有老化的現象。身體中一些關節中的囊液、漿膜液可以使各個器官免受因為摩擦而受的損傷，保證它們可以靈活地活動。這種潤滑劑還包括眼淚、唾液等。

4.　水還是一種具有神奇作用的藥物。大家都知道，礦泉水和電解質水具有保健和預防疾病的作用。主要原因是水中含有一部分對人體有益的成分。當身體患感冒、傷風等疾病時，多喝一些白開水可以利用發汗讓發燒產生的熱退掉，也可以沖淡細菌產生的毒素；同時，尿液增多，也有利於體內毒素的排出。

5.　對於燒傷燙傷極其嚴重的病人以及腹瀉嘔吐的病人，因為有很多水在體內流失，所以要多喝一些水來補充丟失的水，防止因為身體中的水分過少，加重病情。

6. 睡覺前飲用一杯水是有利於睡眠的。在上床睡覺之前，一杯水的作用是十分強大的，它不僅有美容的作用。在你進入睡眠之後，喝的水就可以進入到每一個細胞裡進行工作。細胞吸收水分後，皮膚就可以細膩柔滑。

7. 在沐浴之前最好飲用一杯清水。這杯水可以讓你的肌膚保持青春的活力。在沐浴洗澡的時候，身體出的汗是平時的兩倍，為了保證正常的新陳代謝，就要提前準備這一部分出水量。只有這樣，才能擁有光滑細膩的膚質。

水是生命之源，是身體進行新陳代謝必要的物質。少了這種物質，身體就無法進行正常的生命活動。但是需要補充的是，我們不能等到口渴了再去喝水。

飲水的時間和方式

水是自然界最常見的物質，同樣也是我們身體的重要組成部分。人，必須每天補充一定量的水。但是，對於補充水分，也是有時間和方式的。

對於飲水的時間，早上和晚上飲水是最好的。對於飲水來講，這不僅是人的一種生理需求，還是一種保健方法。那麼，早上和晚上飲水有什麼重要作用呢？

　　早上飲水，首先，可以使身體在夜間代謝流失掉的水分得到充分的補充，還可以清洗已經空掉的腸胃，有利於腸胃生理功能的發揮。這個時間喝一定量的水，能促進血液的循環作用，讓血壓降低。也能預防腦溢血和心肌梗塞的發生。

　　那麼，晚上的飲水又有什麼好處呢？睡前飲水，可以緩解晚上身體的缺水狀態，可以保證身體中血管的通暢無阻。其實，老年人更應該在晚上睡覺之前喝一杯白開水，這樣就可以避免血漿濃縮、血液黏稠和血小板凝聚，能抑制血栓的形成。除此之外，這種方法還對心腦血管疾病有療效。老年人的身體趨向於衰弱，所以腎臟的功能也是有所減退的。這樣的話，在夜間，老人的尿量就會增多，身體中的水就會相應地減少，血液的黏稠度就會增加。血栓這樣的疾病也會形成。所以老年人，晚上可以多飲用一些水，來避免這一類的問題。

　　在餐桌上，飲水也是有學問的。在每一天的三餐之前的一小時，飲用一定量的水分，可以降低血液的黏稠度，能促進食慾，還可以幫助消化和促進營養素的吸收。為什麼呢？是因為這些消化液（唾液、胃液、膽汁、胰腺液、腸液）的分泌都需要水分。餐前一個小時飲用一些水，就可以使水提前進入各種器官，有助於消化液的分泌。

　　此外，還要注意的一點是，在吃飯的時候最好不要喝水。水如果隨著食物一起進入到各種消化器官的話，就會使各種消化液的濃度受到稀釋，降低各個器官的消化功能。所以在吃

飯的時候，不能喝大量的水，最好在飯後半個小時之後，再去喝足水。

合理選擇飲料

在商店的冰箱裡、賣場的貨架上，甚至是道路兩旁的販賣機，我們都可以看到各式各樣的飲料。但是，並不是所有的飲料都適合我們的身體。有一些飲料對於我們的身體健康也是有損傷的。我們在選擇飲料的時候，應該從優選擇，保護好自己的身體健康。

首先，我們需要了解一下什麼是飲料。飲料的種類實際上有很多，包括茶飲料、咖啡飲料等。一般來講，都很適宜大家飲用。還有一類飲料，不含有酒精類的飲料。這一類的飲料主要目的是補充我們身體上缺乏的水資源。這是按照名稱來分類飲料的。按照組成的成分來區分，飲料又可以分為水飲料、碳酸飲料、果汁飲料、運動飲料等。這幾種飲料中，除了水飲料中的含糖量極少以外，其餘的各種飲料的糖含量都極高。所以在喝的過程中，不知不覺就會造成糖分的攝取量過高。

在選擇這些飲料的時候，我們的主要的目的是補充人體因為某種原因所失去的水分。水的作用是極其重要的，不僅是維持生命的主要元素，更是人體進行新陳代謝不可缺少的一種物質。所以，我們在選擇飲料的時候，也應該從這個角度來出

發，以補充身體上缺乏的水分為主要的目的，不能攝取過多的糖類，否則，只會讓身體更缺乏水分。

在炎熱的夏季，我們自身的排汗系統會非常地活躍。為了清涼，就會貪戀碳酸飲料。其實，經常喝碳酸飲料是不對的。我們身體中的腸胃黏膜對冷這種狀態十分敏感，喝太多冷飲，就會刺激腸胃的收縮，來適應突如其來的冷的環境。這樣，就會造成腹痛、腹瀉等不良的狀況。更何況，碳酸飲料喝得過多，對於身體的骨骼來講，也是一種挑戰，會使身體的骨骼十分脆弱。

目前，在市場上銷售的飲料是十分豐富的，但是含糖量也相當可觀。可樂尤其受到消費者的喜愛。但是，在可樂中，含有一定含量的小蘇打、咖啡因和糖類物質。這些物質都是不利於孩子成長的。尤其是咖啡因，對於孩子的智力的影響不可輕視。長期飲用這種飲品，會導致心慌、心律不整等症狀，對於心血管也是一種挑戰。小蘇打更是傷害身體的東西。它對於胃的酸性環境有中和作用。長期喝這種物質，就會造成身體的不適，對於胃部而言，是一種傷害。

在選擇飲料這個方面，我們千萬不能大意，一定要仔細地選擇，只有這樣，才是對我們的健康負責。

果汁也要換著喝

很多人認為，飲用果汁是一天好心情的開端。的確，果汁是一種營養價值極高的飲品，基本上可以和乳製品相互媲美。更何況，在果汁中，含有豐富的維他命，可以為身體提供非常豐富的營養物質。但是，經常喝同一種果汁，就會給身體造成負擔，對於我們的健康產生影響。

在我們日常的飲食當中，我們一般會選擇柳橙汁來作為我們的飲品。但是，柳橙汁並不是那麼有營養。相反，它在果汁中的排名並沒有那麼高。

在健康的果汁中，紫葡萄汁地位頗高。蘋果汁和橘子汁是在它的後面的健康果汁。而對於人們都很喜歡的柳橙汁，排名卻並不是很高。因為柳橙汁中的強抗氧化的物質比其他水果中的物質要少很多。所以在果汁中，柳橙汁並不是最好的選擇。當然，果汁如果換著喝，每一天都喝些不同的果汁，對於衰老的抵抗作用會更大。

醫學實驗證明，長期喝不同的果汁會降低老年痴呆症的得病機率。不同的果汁對於我們身體的作用是十分強大的，對於健康的幫助更是不能比擬。這是因為在各式各樣的果汁中，抗氧化的物質含量很多，且比單一的果汁會更加容易吸收，喝不同的種類的果汁，更加有利於健康。

換著喝果汁，這不僅是我們身體感官的要求，更是健康的

需求。把各式各樣的果汁換著喝，就可以更加強而有力地去吸收裡面的維他命，也不會對單一的味道而感到疲乏，是一種從外界獲得抗氧化物質的好方法。

電子書購買

國家圖書館出版品預行編目資料

關鍵飲食 健康沒有祕密, 只需好好吃一餐: 身體不好都是因為吃錯東西?改變飲食的小習慣, 不花錢也能吃出健康長壽 / 陳明憲著. -- 第一版. -- 臺北市：崧燁文化事業有限公司, 2021.11

　面；　公分

POD 版

ISBN 978-986-516-915-2(平裝)

1. 健康法 2. 健康飲食

411.1　　110018261

關鍵飲食　健康沒有祕密，只需好好吃一餐：身體不好都是因為吃錯東西？改變飲食的小習慣，不花錢也能吃出健康長壽

臉書

作　　　者：陳明憲

發 行 人：黃振庭

出 版 者：崧燁文化事業有限公司

發 行 者：崧燁文化事業有限公司

E - m a i l：sonbookservice@gmail.com

粉 絲 頁：https://www.facebook.com/sonbookss/

網　　　址：https://sonbook.net/

地　　　址：台北市中正區重慶南路一段六十一號八樓 815 室

Rm. 815, 8F., No.61, Sec. 1, Chongqing S. Rd., Zhongzheng Dist., Taipei City 100, Taiwan (R.O.C)

電　　　話：(02)2370-3310　　　傳　　　真：(02) 2388-1990

印　　　刷：京峯彩色印刷有限公司（京峰數位）

定　　　價：330 元

發行日期：2021 年 11 月第一版

◎本書以 POD 印製